常用黎药药理学

主编 张俊清 刘 颖 刘 艳

科学出版社

北 京

内 容 简 介

本书以黎药的发现、黎药民间应用等为线索，结合黎药现代研究的成果，重点介绍多种海南特色黎药药材的化学成分、药理作用、现代应用及不良反应等，并进一步总结黎药药理作用产生的机制及其物质基础，以期为改善黎药质量、提高黎药疗效、防治不良反应提供理论依据，为研究开发新药、发现黎药新用途提供理论基础。

本书可供黎药的临床、科研研究者参考使用。

图书在版编目（CIP）数据

常用黎药药理学 / 张俊清，刘颖，刘艳主编. —北京：科学出版社，2022.3
ISBN 978-7-03-071918-8

Ⅰ. ①常… Ⅱ. ①张… ②刘… ③刘… Ⅲ. ①黎族-民族医学-药理学-研究 Ⅳ. ①R298.1

中国版本图书馆 CIP 数据核字（2022）第 044633 号

责任编辑：康丽涛 沈红芬 路 倩 / 责任校对：张小霞
责任印制：赵 博 / 封面设计：吴朝洪

科 学 出 版 社 出版
北京东黄城根北街 16 号
邮政编码：100717
http://www.sciencep.com

北京凌奇印刷有限责任公司印刷
科学出版社发行 各地新华书店经销
*
2022 年 3 月第 一 版 开本：787×1092 1/16
2025 年 1 月第三次印刷 印张：9 1/2
字数：213 000
定价：60.00 元
（如有印装质量问题，我社负责调换）

《常用黎药药理学》编委会

前　言

　　黎族医药是黎族人民在长期与疾病斗争的医疗实践中不断积累的宝贵经验的总结，是中华民族传统医药的重要组成部分。经过数千年的传承与发展，黎族医药逐渐形成了自身的医药理论，有着本民族医药特有的基础理论、诊断方法和治疗方法。由于缺乏对黎药药理学的系统研究，黎族医药的传承和保护成效不佳，国内尚无比较系统的详细介绍黎族医药药理作用的图书。

　　本书以黎药的发现、黎药民间应用等为线索，结合黎药现代研究的成果，重点介绍多种海南特色黎药的活性成分、药理作用、现代应用及不良反应等，并进一步总结黎药药理作用产生的机制及其物质基础，以期为改善黎药质量、提高黎药疗效、防治不良反应提供理论依据，为研究开发新药、发现黎药新用途提供理论基础。

　　本书重点从药理学的角度系统介绍了三十余种海南黎药，对目前的研究进展进行了分类、归纳、整理。基本内容包括黎药的生长特性、黎族民间及现代应用、常用复方及药对、活性成分研究、药理活性及作用机制等，以期为黎药现代化奠定基础。

　　受编者学识所限，书中难免存在不足之处，恳请各位读者批评指正和提出宝贵意见。

编　者

2021 年 9 月

目　录

沉香 ··· 1

胆木 ··· 6

莪术 ··· 11

番木瓜 ··· 17

高良姜 ··· 22

广藿香 ··· 27

胡椒 ··· 32

降香 ··· 38

角花胡颓子 ··· 43

裸花紫珠 ··· 48

牛耳枫 ··· 52

山苦茶 ··· 56

水蓼 ··· 61

三叉苦 ··· 66

海南青牛胆 ··· 69

海南裂叶山龙眼 ··· 71

薜荔 ··· 73

益智 ··· 76

鸡矢藤 ··· 83

鸦胆子 ··· 88

两面针 ··· 93

海金沙 ··· 99

海南砂仁 ··· 104

槟榔 ··· 107

海南大风子 ··· 111

广金钱草 ··· 114

马鞭草 …………………………………………………………………………… 117

马齿苋 …………………………………………………………………………… 122

百部 ……………………………………………………………………………… 126

石韦 ……………………………………………………………………………… 130

牡荆 ……………………………………………………………………………… 135

石菖蒲 …………………………………………………………………………… 139

沉　香

（别名：蜜香、沉水香）

沉香为瑞香科植物白木香 *Aquilaria sinensis*（Lour.）Gilg 含有树脂的木材，味辛、苦，性微温，归脾、胃、肾经，作为传统中药具有行气止痛、温中止呕和纳气平喘等功效，主治胸腹胀满疼痛、胃寒呕吐呃逆和肾虚气逆喘急等症。多呈不规则块状或片状，长 3～15cm，直径 3～6cm。表面凹凸不平，有加工的刀痕。可见黑褐色的含树脂部分与黄色的木部相间，形成斑纹，其孔洞及凹窝的表面呈朽木状。质较轻，折断面呈刺状，棕色。大多不能沉水。有特殊香气，味苦，燃烧时有油渗出，发浓烟，香气浓烈。以质坚体重、含树脂多、香气浓者为佳。等级依颜色而分，依次为绿色、深绿色、微黄色、黄色、黑色。在燃烧前树脂本身几乎没有香味，随树脂颜色的不同，燃烧时所释放出来的香味有所不同。决定沉香等级的最重要标准为其树脂的含量。沉香树脂极为沉重，虽然原木的比重只为 0.4，但当树脂的含量超出 25%时，任何形态的沉香（片、块、粉末）均会沉于水。沉香的名称正是出自其沉于水的特质。沉香形成通常需数十年的时间，树脂含量高者更需要数百年的时间，故自古以来沉香的供给远远赶不上需求。近年来由于人们对珍贵沉香趋之若鹜，沉香供给几近枯竭。印度及不少东南亚国家业者尝试人工培植沉香树脂，但因上等沉香生产周期过长，人工培育 10～20 年只能生产出树脂含量极低的沉香（几乎不含任何树脂）。本品全年均可采收，种植 10 年以上，树高 10m、胸径 15cm 以上者取香质量较好。沉香中油性足、体质重而性糯者，经精选加工后即为伽南香。沉香的质量及其化学成分，受到产地的影响，国产沉香主要分布在我国的海南、广东、广西等地，而进口沉香则来源于越南、印度尼西亚、马来西亚等地区。沉香喜生于低海拔的山地、丘陵及路边，是一种重要的黎药。我国白木香资源较为丰富。然而，由于近年来的过度采伐、香道文化的兴起和沉香工艺品、藏品的盛行，沉香价格逐年攀升，沉香资源愈加紧缺，最终导致伪品或劣质沉香充斥市场，影响临床疗效，甚至存在安全隐患。

【黎族民间及现代应用】

1. 民间用沉香治疗阿尔茨海默病（Alzheimer disease，AD）等神经退行性疾病，还用沉香复方来辅助治疗食管癌和肠癌、胃癌等。

2. 慢性胃炎：慢性胃炎属祖国医学胃痛、胃痞范畴，西医认为此病多为幽门螺杆菌（*Helicobacter pylori*，*Hp*）感染导致患者胃黏膜处出现炎症表现，临床服用沉香组方的补脾益气活血止痛方，可治疗慢性胃炎。

3. **恶性肠梗阻**：六磨汤加减方用蜂蜜调和成膏剂，外敷肚脐，结合西药可有效缓解恶性不完全性肠梗阻，显效率高，优于单纯西药治疗。

4. **心脑血管类疾病**：不稳定型心绞痛是一组心肌缺血引起的综合征，是一种严重并有潜在危险的心脏病症。沉香八味丸临床用于治疗心绞痛。

5. **哮喘**：支气管哮喘属于具有较高发病率的临床常见呼吸系统慢性疾病，此病的显著性特征为气道反应性增高。临床使用八味沉香散进行治疗，发现患者症状得到较好的控制和缓解。

【常用复方及药对】

（一）常用药对

1. **沉香配附子**　二药相伍，阴阳通达，其热自除，治疗冷痰虚热，诸劳寒热。
2. **沉香配阿胶**　沉香能降肺气，定喘咳，阿胶能补肺阴，止血出，二药相配，一降一补，治疗肺虚阴亏，火灼肺络，咳嗽咯血。

（二）常用复方

1. 沉香一钱，乌药三钱，茯苓、陈皮、泽泻、香附子各半两，麝香半钱。上为细末，炼蜜和丸如梧子大。治脾肾久虚，水饮停积，上乘肺经，咳嗽短气，腹胁胀，小便不利：每次服用 20～30 丸，熟水下。本方出自《鸡峰普济方》沉香丸。

2. 沉香磨汁数分，以麦门冬、怀熟地各三钱，茯苓、山药、山茱萸肉各二钱，牡丹皮、泽泻、广陈皮各一钱。水煎，和沉香汁服，治阴虚肾气不归原，本方出自《局方》。

3. 沉香、丁香各 30g，陆香 15g，麝香 3g。将以上 4 味中药研成细末，每服 6g。水煎，去渣，餐后温服，治心绞痛选方。

4. 沉香、木香、枳壳各 5g，炒莱菔子 12g。水煎去渣，温水送服，治腹胀气喘，坐卧不安。

5. 沉香、木香、丁香、藿香叶、人参（去芦头）、甘草（炮）、白术各 30g，白檀 60g，肉豆蔻、缩砂仁、桂花、槟榔、陈橘皮（去白）、青皮（去白）、白豆蔻、白茯苓（去皮）各 15g，川姜（炮）、枳实（炒）各 60g，上为细末。每服 6g，入盐少许，用水 250mL，同煎至 175mL，和渣温服，不拘时候，日进三服。治疗三焦痞滞，气不宣畅，心腹疼痛，呕吐痰沫，胁肋膨胀，噫气吞酸；胃中虚冷，肠鸣绞痛，宿食不消，反胃吐食；五膈五噎，心胸满闷，全不思食者。本方出自《御药院方》卷四沉香降气散。

6. 半夏曲八两（用生姜汁一小杯、竹沥一大盏制），黄连二两（姜汁炒），木香、沉香各一两。具有调和气化、除湿热的功效。主治胸中痰热，积年痰火，无血者。本方出自《张氏医通》卷十三沉香化痰丸。

7. 沉香与木香、槟榔、乌药组成沉香四磨汤，出自《观聚方要补》卷三引《卫生家宝》，具有散寒行气的功效。主治冷气攻心，心腹胀痛，脾胃素弱，食饮易伤，呕逆冷痰，精神不清。

【活性成分研究】

迄今为止，已知沉香中所含的化学成分主要是倍半萜类、2-（2-苯乙基）色酮类及芳香族类化合物，且这些化合物的含量直接决定了沉香的优劣及价值。倍半萜类物质是沉香的主要化学成分，大概种类为 20 种；色酮类成分是沉香的另一种主要物质，该类化合物特异性强，可以此鉴别其品质。对沉香的研究中，从其乙醇、乙酸乙酯等提取物中共得到 8 种 2（-2-苯乙基）色酮类成分，且沉香四醇的含量可直接反映沉香的品质。从沉香中也得到少量芳香族类成分，如苄基丙酮、2, 4-二叔丁基苯酚、3, 5-二叔丁基苯酚、1-苄氧基-8-萘酚、茴香基丙酮；除以上几种成分，沉香还含有其他类型化合物，如脂肪酸类化合物、二萜类化合物、三萜类化合物、单萜类衍生物及甾体类衍生物。研究发现，不同国家及地区产沉香的化学成分存在明显差异。印度尼西亚进口沉香含芳香族类化合物多、倍半萜类化合物少；倍半萜类化合物为我国海南沉香的主要成分；我国广东沉香中的芳香类物质和倍半萜类物质含量比例接近进口沉香，并且所含的 2-（2-苯乙基）色酮类化合物高于进口沉香与海南沉香。

【药理活性及作用机制】

（一）中枢神经系统抑制作用

通过对实验小鼠进行注射戊巴比妥法和抖笼法，发现八味清心沉香散剂和胶囊剂有良好的镇静作用。主要活性成分为缬草烯酸成分；沉香油对小鼠具有镇静作用，表现为吸入沉香油小鼠的自主活动随用药时间的延长逐渐减少。沉香还能抑制小鼠自主活动，协同戊巴比妥钠阈上和阈下催眠实验及自主活动实验研究表明，"通体结香技术"所产沉香能够延长实验小鼠睡眠时间，具有镇静催眠作用。

（二）镇痛作用

沉香在传统中药中被归为行气药，具有行气止痛之效。在实验中，对健康雌性小鼠进行传统的热板法研究，即给药前测定痛阈值后，以沉香醇提取物连续给小鼠灌胃 7 天后再次测定痛阈值，发现给药后小鼠的痛阈值明显提高。采用醋酸所致小鼠扭体法，发现沉香正丁醇部位具有良好的镇痛作用。在含有沉香的复方药中，三十五味沉香丸具有明显提高小鼠热板法痛阈值的作用，各剂量组均能减少醋酸所致小鼠扭体次数，具有明显的镇痛作用。

（三）止咳、抑制哮喘作用

对沉香醇提取物进行止咳平喘实验研究，发现给予沉香醇沉物后能延长小鼠的咳嗽潜伏期并减少咳嗽次数。用磷酸组胺对豚鼠造成哮喘样刺激，发现给予沉香醇沉物后可延长组胺性哮喘豚鼠呼吸困难的潜伏期，具有平喘作用。

（四）抗肿瘤和细胞毒作用

沉香精油在裸鼠体内对 HCT116 结肠癌细胞皮下肿瘤有明显的生长抑制作用；沉香中

的 β-石竹烯对 HCT116[结肠癌，半抑制浓度（IC_{50}）=19μmol/L]、PANC-1（胰腺癌，IC_{50}=27μmol/L）和 HT29（结肠癌，IC_{50}=63μmol/L）表现出选择性抑制增殖作用；作用机制研究表明，其通过核缩合和断裂途径诱导凋亡，包括线粒体膜电位的破坏；此外，还对结肠癌细胞的克隆形成、迁移、侵袭和球体形成具有抑制作用。有研究表明从人工沉香中分离出的 7 个化合物，在人类癌症细胞系（BEL-7402、K562 和 SGC-7901）中显示了对人类胃细胞系 SGC-790 的细胞毒性；沉香精油对人乳腺癌细胞 MCF-7 具有细胞毒活性；此外，研究还发现，沉香中的 2-(2-苯乙基)色酮二聚体类化合物对人髓系白血病细胞系 K562 也有较弱的细胞毒性。

（五）抑菌、抗菌、抗氧化作用

沉香中 β-石竹烯具有良好的抑菌活性，对 6 种人类致病菌、2 种真菌（蜡样芽孢杆菌、枯草芽孢杆菌、金黄色葡萄球菌、大肠杆菌、肺炎克雷伯菌、铜绿假单胞菌、根霉菌和瑞氏木霉）的生长均具有抑制活性，且对革兰氏阳性菌的抑菌活性强于对革兰氏阴性菌；沉香挥发油对耐甲氧西林金黄色葡萄球菌有显著的抗细菌活性；有研究从国产人工打洞沉香中分离得到 20 个倍半萜类化合物、16 个 2-(2-苯乙基)色酮类化合物和 8 个其他类化合物并测定了其抑菌活性，结果表明，10 个化合物对金黄色葡萄球菌和烟草青枯病菌的生长有抑制作用，3 个化合物仅对金黄色葡萄球菌的生长有抑制作用，2 个化合物对烟草青枯病菌的生长有抑制作用。对过氧化氢致鼠肾上腺嗜铬细胞瘤单克隆细胞损伤的研究表明，沉香挥发油对过氧化氢诱导的肾上腺嗜铬细胞瘤单克隆细胞氧化损伤具有保护作用。

（六）抑制乙酰胆碱酯酶活性作用

阿尔茨海默病等神经退行性疾病和乙酰胆碱酶活性相关。对从沉香中分离得到的 60 个倍半萜类化合物和 47 个 2-(2-苯乙基)色酮类化合物进行抑制乙酰胆碱酯酶的活性研究，结果表明，30 个倍半萜类化合物和 21 个 2-(2-苯乙基)色酮类化合物可不同程度地抑制乙酰胆碱酯酶的活性，这为沉香民间用于治疗阿尔茨海默病等神经退行性疾病提供了一定的依据。

（七）改善心肌缺血作用

采用沉香的复方制剂八味清心沉香散剂和胶囊剂作为实验药品，给心肌缺血模型大鼠灌胃，发现两者均可明显降低大鼠心肌缺血程度；通过对大鼠心肌冠脉结扎再灌注，发现实验药品可明显抑制再灌注引起的心肌损害所导致的血清酶升高。八味沉香散通过减慢心率发挥抗心肌缺血的作用。八味沉香散还可以通过上调 B 细胞淋巴瘤-2（Bcl-2）基因、下调兔抗人单克隆抗体来抑制缺血后心肌细胞凋亡，从而对缺血心肌损伤发挥保护作用。

（八）解痉作用

沉香经水提醇沉纯化后，对小鼠腹腔注射给药，然后进行墨汁灌胃和腹腔注射新斯的明，发现墨汁在小鼠肠道内的移动速度明显降低，说明沉香能缓解新斯的明引起的肠道平滑肌痉挛。另一实验证明，沉香甲醇提取物对正常小鼠和腹腔注射新斯的明小鼠的肠道转运均有抑制作用，且这种抑制作用呈剂量依赖性，说明沉香甲醇提取物具有肠道解痉作用，以上作用机制可能与阻断毒蕈碱受体、激活钙通道和调节一氧化氮合酶（NOS）-一氧化氮（NO）-环磷酸鸟苷（cGMP）途径有关。

【毒理作用及不良反应】

1. 对消化系统的影响：大剂量使用时，可出现恶心、呕吐、腹痛、腹泻等中毒症状。
2. 偶可出现皮肤过敏反应等。

【临床使用禁忌】

1. 阴亏火旺人群慎服沉香。
2. 气虚下陷者慎服沉香。
3. 阴虚气逆人群切忌服用沉香。

参 考 文 献

董梅月，杨中一，马祯，等，2020. 国产沉香化学成分及药理作用研究进展[J]. 山东中医杂志，39（2）：189-194.

国家药典委员会，2020. 中华人民共和国药典（2020年版）[M]. 北京：中国医药科技出版社.

霍会霞，2019. 沉香的化学成分分析及抗动脉粥样硬化作用机制研究[D]. 北京：北京中医药大学.

霍会霞，孙慧，张云封，等，2018. 中药沉香的药理作用和质量控制研究进展[J]. 中国医院用药评价与分析，18（2）：152-155，159.

李琳，张国强，石晓峰，2019. 沉香的药理研究及临床应用进展[J]. 亚太传统医药，15（11）：199-204.

李月菲，田从魁，孟嘉星，等，2019. 沉香的化学成分及药理作用研究进展[J]. 国际药学研究杂志，46（7）：498-506.

梁永枢，刘军民，魏刚，等，2006. 沉香药材挥发油成分的气相色谱-质谱联用分析[J]. 时珍国医国药，17（12）：2518.

马永青，袁丽华，刘永利，2017. 沉香化学成分与分析方法研究进展[J]. 沈阳药科大学学报，34（2）：181-192.

田浩，董文化，王昊，等，2019. 一种国外沉香中2-（2-苯乙基）色酮类化合物研究[J]. 热带作物学报，40（8）：1626-1632.

吴亚丽，2020. 柬埔寨柯拉那沉香中倍半萜化学成分研究与部分生物活性筛选[D]. 大庆：黑龙江八一农垦大学.

熊礼燕，李丽月，林励，等，2014. 沉香挥发油对 H_2O_2 致 PC12 细胞氧化损伤的保护作用[J]. 中药新药与临床药理，25（1）：28-32.

Naef R，2011. The volatile and semi-volatile constituents of agarwood, the infected heartwood of *Aquilaria* species：a review[J]. Flavour Frag J，26（2）：73-87.

胆 木

（别名：乌檀、药乌檀、山熊胆、黄杨木、细叶黄棵木）

胆木为茜草科植物乌檀[*Nauclea officinalis*（Pierre ex Pitard）Merr.]的枝、树皮。气微、味苦、性寒，归肺、大肠、胆、膀胱经。多劈成不规则的片、块，浅黄色或棕黄色，有的带皮部，外皮棕黄色，粗糙，较疏松，易剥离。横切面皮部棕褐色，木部黄色或棕黄色。质坚硬，以色鲜黄、味苦者为佳。胆木以枝、皮入药，茎含黄酮苷、酚类，入药能消热解毒，具有消肿止痛的功效，常用于感冒发热、急性扁桃体炎、咽喉炎、支气管炎、肺炎、泌尿系统感染、肠炎、痢疾、胆囊炎、疖肿等疾病的治疗，为中等海拔森林中少见的乔木树种，多出产于我国的云南、海南、广西、广东地区，国外分布于越南、柬埔寨、老挝、泰国、马来西亚及印度尼西亚。喜生于半山或高山近顶隐蔽潮湿地带，分布十分狭窄且种群数量少。胆木是一种重要的黎药。

【黎族民间及现代应用】

（一）民间应用

1. 用于治疗急性扁桃体炎、咽喉炎、乳腺炎、肠炎、细菌性痢疾（简称菌痢）、尿路感染、胆囊炎，用法是将胆木水煎煮。

2. 治疗下肢溃疡、足癣感染、疖肿脓疡、皮炎湿疹，将鲜品捣烂外敷于患处或煎煮后洗患处。

（二）现代应用

现代临床上主要将胆木制备成注射液、浸膏片、浸膏糖浆进行应用。

1. 胆木注射液　①用于治疗小儿急性上呼吸道感染，其治疗总有效率要高于常规使用的利巴韦林注射液，且不良反应少，临床应用胆木注射液治疗小儿急性上呼吸道感染，可提高治疗总有效率；②治疗腮腺炎，具有疗效好、起效快、消除肿大所需时间短的优点；③治疗结膜炎，患者在使用过程中未出现不良反应，且治愈率高，能够快速缓解患者眼睑肿胀、睑结膜充血、疼痛等不适症状，减轻患者痛苦，且患者易于接受；④治疗钩端螺旋体病。每 8 小时肌内注射 1 次，每次 2～3mL，用至体温正常后 2～3 天。有出血倾向者加紫珠草 30g，水煎，每日分 3 次服。

2. 胆木浸膏片　可用于治疗小儿急性上呼吸道感染，其治疗总有效率高于常规使用的银黄片，通过比较症状消失情况，可知胆木浸膏片明显优于银黄片，说明胆木浸膏片治疗小儿急性上呼吸道感染疗效更为显著。

3. 胆木浸膏糖浆　①临床上可用于治疗牙龈炎，治疗总有效率对比常规使用金栀含漱液有显著提高；②用于治疗小儿中耳炎，可显著提高临床疗效，并且未出现不良反应，值得临床推广应用；③临床上用于治疗小儿病毒性流感，与常规使用利巴韦林颗粒相比，使用胆木浸膏糖浆后病情缓解率高，临床效果显著；④治疗急性扁桃体炎，急性扁桃体炎的常规治疗方法为给予头孢克洛缓释片，同时静脉注射喜炎平，与常规治疗方法相比，胆木浸膏糖浆步骤简单、效果良好且无不良反应，值得临床普及。胆木浸膏糖浆联合抗生素治疗急性化脓性中耳炎患者 100 例与单独给予抗生素患者 100 例进行疗效对照观察，结果显示观察组治疗总有效率为 96%，明显高于对照组的 70%，治疗效果显著。胆木制剂联合用药在解热抗炎、抗病毒、抗支原体和提高免疫力等方面临床疗效显著，具有推广应用价值，值得深入研究。

【常用复方及药对】

1. 胆木配伍大青叶、地胆草、紫珠草各 60～90g（小儿酌减）。加水 3 碗，煎成 1 碗，分 3 次口服，在口服合剂的同时可加用胆木注射液，用于治钩端螺旋体病。

2. 胆木注射液与阿奇霉素联合用药，可显著增强两味药单方应用时对肺炎双球菌感染患者的解热效果。

3. 临床疗效表明胆木浸膏糖浆联合抗生素治疗急性化脓性中耳炎的效果明显优于单独抗生素治疗。

【活性成分研究】

1. 胆木主要包含生物碱、五环三萜及其皂苷类、环烯醚萜类、酚酸类、黄酮和倍半萜等化合物。

2. 生物碱为胆木的特征性成分，也是其主要的活性成分，其中主要以吲哚类生物碱为主，如乌檀费新碱、乌檀费丁碱、乌檀福林碱、1-乙酰基咔啉、乌檀醛碱，生物碱苷有胆木碱庚、胆木碱辛和长春花苷内酰胺等。以异长春花苷内酰胺为代表的吲哚类生物碱是从胆木带皮茎木中提取出的主要有效成分，而且是乌檀属植物广泛存在的含量较高的成分，具有抗菌、抗病毒、抗炎、镇痛、止咳平喘、抗肿瘤、杀疟原虫等多种作用，此外，异长春花苷内酰胺对心血管系统具有一定作用，可降低血压、减慢心率及延长心室除极和复极激动时间；胆木中含量较高的喹啉酮类生物碱短小蛇根草苷具有抗菌、抗肿瘤等多种作用。另外，胆木中的乌檀醛碱等生物碱可抑制大肠杆菌、枯草芽孢杆菌、金黄色葡萄球菌、蜡样芽孢杆菌等菌株的生物活性；五环三萜及其皂苷是胆木的另一类重要组成成分，具有抑制由内毒素诱导的一氧化氮炎症反应作用；原儿茶酸在胆木注射液中间体中的含量很高，包含新绿原酸、隐绿原酸和绿原酸等酚酸类物质，这类化合物具有良好的抗氧化、抗炎、抗微生物等生物活性，是胆木注射液发挥临床疗效的重要药效组分；胆木中含有多种黄酮，黄酮类有效成分复杂，这些黄酮类有效成分能通过阻止细菌叶酸代谢、抑制细菌和病毒蛋白质合成而起到广谱的抗菌、抗病毒作用。

【药理活性及作用机制】

（一）解热、镇痛、抗炎作用

胆木可以对抗内毒素导致的发热，胆木叶片可抑制金黄色葡萄球菌所致急性咽炎引起的体温升高，胆木浸膏片提取物既能够抑制伤寒 Vi 多糖菌苗引起的体温升高，又可以抑制脂多糖（LPS）诱导产生的 NO 释放，其作用机制是通过抑制前列腺素 E_2（PGE_2）的产生与释放，或抑制环磷酸腺苷（cAMP）特异性的磷酸二酯酶 4（PDE4）的活性起到解热的作用，PDE4 主要分布于各种炎症细胞内（肥大细胞、巨噬细胞、嗜酸性粒细胞和淋巴细胞等），通过调节 cAMP 抑制炎症细胞、炎症反应。与其余 5 种临床常用治疗感冒的中药口服液的解热、抗炎、镇痛效果比较，胆木浸膏糖浆效果明显。具有抗炎活性的异长春花苷内酰胺通过抑制核因子 κB（NF-κB）通路和丝裂原活化蛋白激酶（MAPK）的活性，抑制 NO、肿瘤坏死因子 α（TNF-α）和白细胞介素（IL）-1β 相关炎症因子的产生，并且剂量依赖性地减少脂多糖诱导的诱导型一氧化氮合酶（iNOS）、TNF-α 和 IL-1β 等炎症因子 mRNA 的表达及 iNOS 的蛋白水平，以达到抗炎作用。另外，胆木与其他药材或制剂合用，在抗炎镇痛、抗菌、解热方面具协同增效作用，胆木 60%醇提物与裸花紫珠 60%醇提物联合使用可明显降低耳肿胀程度，且该作用与胆木的生物碱、黄酮类成分呈一定的量效关系。

（二）清除自由基、抗氧化作用

国内外研究者多将活性氧活性抑制与药物抗炎作用（抑制细胞损伤）相联系，认为炎症和活性氧相互联系、互为因果。胆木提取化合物具有 1, 1-二苯基-2-三硝基苯肼（DPPH）自由基清除活性。用 50%乙醇-水溶剂提取胆木叶后，再通过石油醚、三氯甲烷（氯仿）、乙酸乙酯、正丁醇和水萃取，5 种萃取部分对过氧化氢、超氧阴离子自由基、羟基自由基均有一定的清除作用，且随着浓度的增加而提高。但在不同的自由基产生体系中，它们抗氧化活性的强弱是不尽相同的。例如，胆木的单体成分狭花马钱碱能减轻过氧化氢造成的心肌细胞损伤，而异长春花苷内酰胺则不具有此作用。

（三）免疫调节、改善哮喘作用

胆木对炎性免疫反应有很强的调节作用，在感染及炎症发展的最初阶段发挥功能，抑制感染和炎症发展，如通过促进中性粒细胞和巨噬细胞的吞噬功能、提高血清溶菌酶含量和促进免疫球蛋白的形成等途径灭活体内细菌、病毒，增强细胞免疫能力；对抗组胺所致毛细血管通透性增高，减少炎性渗出物；通过抑制浆液分泌促进组织再生；胆木浸膏片可以抑制炎症反应模型动物急性炎症反应早期的渗出、肿胀和后期的肉芽组织形成；采用醇提-大孔树脂纯化制得的胆木叶片可用于治疗大鼠的急性咽炎，能够抑制急性咽炎大鼠全身和局部炎症反应。此外，胆木注射液还可抑制哮喘小鼠炎症细胞浸润，从而改善支气管哮喘。

（四）杀菌、抗病毒作用

胆木叶 95%乙醇提取物经中、高极性有机溶剂萃取后，得到的成分能够明显抑制耐甲氧西林金黄色葡萄球菌菌株的活性，乌檀醛碱在 100μg/mL 以上对金黄色葡萄球菌、蜡样芽孢杆菌有明显抑制作用，胆木浸膏片对致泻性大肠杆菌具有一定的抑菌效果，胆木还对肺炎双球菌、流感嗜血杆菌、溶血性链球菌、金黄色葡萄球菌、伤寒沙门菌、志贺菌、变形杆菌、枯草芽孢杆菌等细菌有明显的杀灭和抑制作用。此外，胆木具有灭活呼吸道合胞病毒、甲型流感病毒Ⅰ、甲型流感病毒Ⅱ、甲型流感病毒Ⅲ、腺病毒Ⅲ等作用。有研究发现，阿奇霉素与胆木注射液联合用药对肺炎双球菌所致发热的解热效果优于各制剂单独使用，说明联合用药可提高抑菌、抗病毒的效果，这些药理作用说明胆木对细菌、病毒等病原微生物具有较好的抑制作用，与抗生素应用相比，不易使细菌、病毒产生抗药性，是优良的天然抗菌药。

（五）抑制胆碱酯酶活性作用

胆碱酯酶是生物神经传导中一种不可或缺的酶，能于胆碱能突触间降解乙酰胆碱，抑制神经递质对突触后膜的兴奋作用，确保生物体内信号的正常传递。许多天然产物中具有抑制胆碱酯酶活性的成分，可开发成药物供临床使用。胆木中的 9 种吲哚类生物碱和 1 种喹啉类生物碱糖苷均对胆碱酯酶的活性具有一定的抑制作用，且抑制效果较为显著。

（六）抗疟原虫作用

胆木中分离出的 7 种吲哚类生物碱，均具有微弱的抗疟原虫活性作用。在吲哚类生物碱、三萜类化合物的体外抗疟原虫实验中，筛选结果证实部分吲哚类生物碱具有抗疟原虫活性，并且这种活性与细胞毒活性无关。生物碱类为胆木中的主要活性成分，表明胆木具有一定的抗疟作用。

（七）细胞毒作用

胆木中的异长春花苷内酰胺、喜果苷、乌檀醛碱和牛眼马钱托林碱等几种主要的吲哚类生物碱对多种人癌细胞株均具有一定的细胞毒作用，但是对于不同的癌细胞株，毒性强弱各不相同。

【毒理作用及不良反应】

将 200μg/mL 异长春花苷内酰胺与 RAW264.7 巨噬细胞共孵育，该浓度下无细胞毒性。将最大浓度及给药体积的胆木水提取物和胆木总生物碱对小鼠灌胃给药，来观察胆木不同提取部位的急性毒性。连续观察 7 日后，小鼠一切活动正常，未出现死亡。结果表明，胆木毒副作用较小、安全性高。在急性毒性测试与异常毒性测试中，胆木均显示无毒性，在溶血试验、血管刺激性试验、过敏试验中，胆木注射液经检测也均呈阴性，表明胆木注射液毒副作用小。在治疗钩端螺旋体病过程中，仅部分患者有轻度腹泻，个别用药后出现高热、畏寒、出汗，类似青霉素的治疗反应；在治疗炎症的过程中，注射时除局部疼痛外，尚未发现其他不良反应。近些年学者对胆木制剂毒性的研究，均总结出胆木制剂毒性小、活性高的特点。

【临床使用禁忌】

1. 脾胃虚寒者慎用。
2. 孕妇、儿童慎用。

参 考 文 献

曹亮, 李娜, 姜雅琼, 等, 2011. 胆木叶提取部位群的抗炎镇痛作用[J]. 中国实验方剂学杂志, 17（24）: 124-127.

符健, 邝少轶, 曾祥周, 等, 2002. 胆木浸膏片的抗炎作用研究[J]. 海南大学学报（自然科学版）, 20（1）: 54-56, 73.

韩振新, 2004. 胆木注射液治疗小儿急性上呼吸道感染观察[J]. 实用中医药杂志, 20（12）: 701.

黄莉萍, 廖霞, 2015. 胆木注射液治疗急性传染性结膜炎的观察及护理[J]. 当代护士（中旬）, （2）: 73-74.

李娜, 曹亮, 丁岗, 等, 2012. 异长春花苷内酰胺抗菌、抗病毒作用研究[J]. 中国实验方剂学杂志, 18（15）: 170-174.

刘腾, 常艳璐, 王斌, 2020. 胆木浸膏糖浆的药理作用与临床应用研究进展[J]. 药品评价, 17（16）: 14-17.

马雅銮, 胡镜清, 2017. 胆木的研究进展[J]. 中华中医药杂志, 32（7）: 3079-3082.

麦世瑛, 王怡然, 李永辉, 等, 2018. 中药胆木化学成分及其药理活性研究进展[J]. 广州化工, 46（16）: 38-41.

孟玲娟, 2009. 胆木注射液治疗小儿急性上呼吸道感染疗效观察[J]. 河北中医, 31（8）: 1213-1214.

蒲向阳, 2016. 小儿病毒性流感应用胆木浸膏糖浆综合治疗临床效果观察[J]. 大家健康（下旬）, 10（9）: 34.

时毓民, 俞建, 汪永红, 等, 2002. 胆木浸膏片治疗小儿急性上感的临床小结[C]//全国中西医结合儿科第十次学术会议论文集. 海口: 中国中西医结合学会.

王月, 廖锦红, 孙立新, 2018. 胆木及其制剂研究进展[J]. 亚太传统医药, 14（8）: 80-84.

韦炜, 何跃, 易志强, 2016. 胆木浸膏糖浆治疗急性扁桃体炎患者临床疗效[J]. 中国社区医师, 32（33）: 107, 109.

杨雪, 孙璞, 2016. 胆木浸膏糖浆辅助治疗小儿牙龈炎临床疗效观察[J]. 大家健康（下旬）, 10（9）: 43.

殷蓉, 朱粉霞, 李秀峰, 等, 2013. 基于组分结构理论的胆木注射液多维结构质量控制技术体系[J]. 中国中药杂志, 38（21）: 3632-3637.

郁星峰, 2006. 胆木注射液金黄散并用治疗流行性腮腺炎 26 例[J]. 实用中医内科杂志, 20（5）: 538.

曾春荣, 2016. 小儿急性化脓性中耳炎采用胆木浸膏糖浆联合抗生素治疗的效果观察[J]. 中国社区医师, 32（27）: 103, 105.

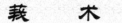

莪　术

（别名：蓬术、文术、姜黄、青姜、蓬莪茂）

莪术为姜科（Zingiberaceae）姜黄属（*Curcuma* L.）的干燥根茎，性温，味辛、苦，归肝经和脾经，在传统中药中具有行气破血、消积止痛的作用，常用于治疗癥瘕痞块、瘀血经闭、胸痹心痛和食积胀痛等病症，是常用的传统中药之一。莪术分布于我国四川、海南、福建、广东、广西、云南等省区，也是常用的黎药之一。

【黎族民间及现代应用】

莪术临床用于治疗血瘀所致闭经腹痛、气滞心痛、胃腹胀痛、跌打损伤等；用复方莪术散治疗子宫内膜异位症；复方莪术油栓外用治疗阴道炎、宫颈糜烂、白念珠菌感染等。

【常用复方及药对】

1. 与香附、当归（酒洗）、莪术（醋煨）、延胡索、赤芍药、枳壳（麸炒）等组成复方莪术散，主治妇女经血早断，瘀血未尽，经水不行，头晕眼花。

2. 莪术油与硝酸益康唑组成复方莪术油栓，外用用于治疗念珠菌性外阴阴道病、老年性阴道炎。

【活性成分研究】

现代植物化学研究表明，莪术所含的化学成分主要有挥发油和姜黄素类、多糖类、甾醇类、酚酸类、生物碱类等，莪术挥发油主要成分为莪术醇、莪术二酮、吉马酮、β-榄香烯、莪术酮、莪术稀、呋喃二烯等单萜和倍半萜类化合物。由于莪术挥发油中莪术二酮和吉马酮含量较高，且具有一定活性，二者已作为质量评价指标。此外，β-榄香烯和莪术醇也可作为质量评价指标。

【药理活性及作用机制】

（一）抗肿瘤作用

莪术抗肿瘤的主要有效成分是莪术挥发油中含有的姜黄素、莪术醇、β-榄香烯、莪术二酮，它们通过选择性调控某些基因的表达抑制肿瘤细胞增殖或诱导其凋亡，从而达到抗肿瘤的目的。具体的作用机制可概括如下。

1. 抑制肿瘤细胞增殖抗原　①抑制增殖细胞核抗原（Ki-67）的表达。抗原 Ki-67 是一种在增殖的哺乳动物细胞中表达的核蛋白，具有高转录率的特点，因而被广泛用作肿瘤分级的细胞增殖标志物，目前也被用作治疗各种癌症的靶点。有研究发现，姜黄素的抗原Ki-67-7 对细胞活力有相似程度的抑制作用，在 Ki-67-7 细胞中加入姜黄素对 Ki-67 表达的影响最小，几乎完全抑制细胞增殖，提示姜黄素可发挥协同作用，促进肿瘤细胞凋亡。辛德梅等通过观察莪术油对宫颈上皮内瘤变组织中 Ki-67、P16、P53 蛋白表达的影响，发现Ⅱ、Ⅲ组宫颈上皮内瘤变患者经莪术油治疗后 Ki-67 蛋白阳性表达率均低于治疗前，差异有统计学意义，表明莪术油发挥抗肿瘤、阻止肿瘤发生进展的作用是通过降低 Ki-67 蛋白的表达来实现的。梁莉萍等研究亦发现，给予乳腺癌大鼠莪术油后，莪术油可通过显著抑制 Ki-67 的表达，使癌前病变及浸润癌显著降低。②抑制增殖细胞核抗原（PCNA）的表达。PCNA 作为一种重要的真核复制辅助因子在 DNA 复制、修复和重组等过程中起重要作用。近年来，增殖细胞核抗原被看作可能是一个非致癌的抗癌靶点，有研究报道，由姜黄素衍生出的新型姜黄素磁性纳米粒可以有效对抗胰腺癌，作用机制为通过降低肿瘤组织中黏蛋白 1（MUC1）的水平抑制增殖细胞核抗原的表达，从而抑制肿瘤的生长。刘皓葳等报道，使用莪术醇后可抑制大肠癌 LoVo 细胞的增殖，并可下调增殖细胞核抗原蛋白的表达，且对胸苷酸合成酶抑制药的下调作用起协调作用，说明莪术醇抗大肠癌的作用机制是通过影响增殖细胞核抗原蛋白的表达使肿瘤细胞发生凋亡。王冬等观察莪术醇联合氟尿嘧啶对裸鼠胃癌移植肿瘤的影响，发现莪术醇作用后增殖细胞核抗原的表达明显受到抑制，表明莪术醇可能通过调控上述基因抑制胃癌生长。

2. 抑制哺乳动物雷帕霉素靶蛋白（mTOR）信号通路的激活　mTOR 属于磷酸肌醇 3-激酶（PI3K）相关激酶（PIKK）家族成员，在大多数哺乳动物细胞中表达，主要调控细胞生长、增殖、凋亡和自噬。因为 mTOR 信号的激活与原癌细胞过程有关，抑制 mTOR 能减缓肿瘤的生长，同时限制癌症的扩散，成为有效治疗肿瘤的策略之一。有研究表明，对经姜黄素处理的人咽喉鳞状癌细胞和人喉癌细胞中 mTOR 的表达进行检测，结果表明姜黄素可明显加强对 mTOR 通路的抑制作用，延缓鳞状细胞癌的进展。有学者研究了 β-榄香烯联合放射治疗对肺腺癌 A549 细胞中 mTOR 基因、缺氧诱导因子（HIF）-1α 基因、存活蛋白survivin 表达的调节作用，发现低氧组 mTOR mRNA 表达明显低于其他各组，即 β-榄香烯联合照射可明显下调 mTOR、HIF-1α 和 survivin 基因 mRNA 的表达，抑制细胞增殖。有研究发现 β-榄香烯可抑制 PI3K、Akt、mTOR、p70S6K1 活性，促进自噬，防止胃癌细胞凋亡。Johnson 等通过用姜黄素处理大肠癌细胞，分析细胞增殖、蛋白质和 mRNA 水平的变化等，发现姜黄素可降低 mTOR、raptor、rictor 蛋白质和 mRNA 的总表达水平，抑制 mTOR信号，发挥抗肿瘤增殖作用，推测其可能是一种新型的 mTOR 抑制剂。

3. 调控微 RNA（miRNA）的表达　微 RNA 是一种内源性小的非编码 RNA，在肿瘤的增殖、转移和侵袭中起着关键作用，通常在许多癌症和其他疾病中表现出不同的表达。多种证据表明莪术中的姜黄素通过调节各种微 RNA 的表达调节与肿瘤发病有关的细胞和分子通路，从而发挥治疗作用。Chen 等研究发现姜黄素可在不同类型的癌症中调节微RNA21（miR-21）表达，微 RNA21 对 PI3K/PTEN/Akt、NF-κB、程序性细胞死亡蛋白 4（PDCD4）等信号通路有影响，而姜黄素通过增加微 RNA21 外显子及与微 RNA21 基因启动子区结合的转录机制降低微 RNA21 的表达，达到抗肿瘤效果。Wang 等检测了微 RNA7641在 T24 和 SV-Huc-1 细胞株中的潜在致瘤性，首次发现姜黄素直接下调促进肿瘤发生的微

RNA7641，导致膀胱癌细胞浸润减少、凋亡增加，表明姜黄素通过诱导微 RNA 起到直接抗膀胱癌的作用。Zhao 等通过用姜黄素（10～60μmol/L）处理 SKOV3 卵巢癌细胞，检测微 RNA9 的表达、细胞增殖和凋亡，结果显示姜黄素诱导 SKOV3 细胞中的微 RNA9 表达显著增加，且呈剂量依赖性，但明显抑制细胞增殖和诱导凋亡，因此姜黄素对 SKOV3 卵巢癌细胞的杀伤作用主要是通过上调微 RNA9 表达实现的。

（二）抗血栓等心脑血管系统药理作用

1. 抗血小板聚集、对血液流变学的影响及抗血栓作用　莪术能抗血小板聚集，乔文豪等研究发现莪术中倍半萜类成分莪术二酮能抑制凝血酶诱导的大鼠血小板活化和聚集，抑制血小板活化标志物血小板胞内钙 Ca^{2+} 升高和 P 选择素（CD62P）的表达，抑制磷脂酶 C3（PLC3）、蛋白激酶 Cθ（PKCθ）和 MAPK 蛋白的磷酸化，通过 PLC-PKC-MAPK 通路抑制凝血酶诱导的血小板活化和聚集。莪术可降低血液黏度，改善血液流变性，徐天娇等研究发现，莪术水煎液能降低血瘀证模型大鼠和血瘀证孕大鼠不同切变率下全血黏度、血浆黏度，改善血液流变学指标。醋莪术有改善气滞血瘀证大鼠血液流变学的作用。有效成分是倍半萜类及姜黄素类化合物的蓬莪术水提取物和 95% 乙醇提取物均可显著降低急性血瘀证模型大鼠的全血高切、中切、低切黏度，降低血浆黏度，降低急性血瘀证模型大鼠血液流变学指标，且醇提物的作用强于水提取物。张季等研究发现莪术油能改善血瘀证大鼠血液流变学，降低急性血瘀证模型大鼠全血黏度，改善红细胞聚集能力、变形能力，改善凝血功能。以上研究说明莪术能改善血液的浓、黏、凝、聚状态，具有明显的抗血栓作用。

2. 调血脂、抗动脉粥样硬化作用　研究发现，莪术油可降低动脉粥样硬化模型大鼠血清总胆固醇（TC）、三酰甘油（TG）、低密度脂蛋白胆固醇（LDL-C）水平，提高高密度脂蛋白胆固醇（HDL-C）水平，改善动脉粥样硬化模型大鼠血脂水平，降低炎症因子 IL-2、高敏 C 反应蛋白（HS-CRP）、TNF-α 等血清炎症因子水平，发挥抗动脉粥样硬化作用。有研究表明莪术具有抗高血脂、抗高胆固醇血症的作用，能降低机体血清总胆固醇、三酰甘油、低密度脂蛋白胆固醇含量，提高血清高密度脂蛋白胆固醇含量。莪术还具有抗动脉粥样硬化（atherosclerosis，AS）的作用，可抑制 AS 大鼠主动脉增殖细胞核抗原蛋白、血管内皮生长因子（VEGF）mRNA、血管内皮生长因子受体（VEGFR）-2 mRNA 的表达，抑制血管内皮细胞（VEC）的增殖；对载脂蛋白 E（ApoE）基因缺陷的 AS 模型小鼠，能抑制 AS 小鼠主动脉 VEGF、VEGFR-2 蛋白的表达，减少内皮细胞增殖，抑制 AS 斑块内血管新生，延缓 AS 斑块进展，从而抗 AS；对 *ApoE* 基因敲除制备的 AS 模型小鼠，能显著上调 AS 小鼠主动脉 B 细胞淋巴瘤-2（Bcl-2）基因表达，下调 Bcl-2 相关 X 蛋白（Bax）基因表达水平，抑制 VEC 的异常凋亡，保持血管内皮的完整性，发挥抗 AS 的作用。

3. 对缺血性脑卒中的保护作用　在使用线栓法制作的大鼠缺血性脑卒中模型中，莪术能降低大脑中动脉梗阻模型大鼠的脑梗死体积百分比和脑含水量，对大鼠缺血性脑卒中有保护作用。作用机制是通过降低脑组织中丙二醛（MDA）、NO 的含量，增强超氧化物歧化酶（SOD）的活性。黄瑀莘等研究发现，莪术在一定剂量下能明显降低局灶性脑缺血模型大鼠血清中乳酸脱氢酶（LDH）、肌酸激酶（CK）、谷氨酸（Glu）含量，明显降低局灶性脑缺血模型大鼠脑含水量、脑梗死体积百分比，表明莪术可保护缺血区脑组织、减轻脑水肿、抗氧自由基、减少兴奋性氨基酸毒性，对局灶性脑缺血模型大鼠具有一定的神经保护作用。

（三）抗组织纤维化作用

莪术具有明显的抗组织纤维化作用，在猪血清所致免疫性肝纤维化大鼠模型中，莪术可降低肝纤维化大鼠血清丙氨酸转氨酶（ALT）、天冬氨酸转氨酶（AST）、大鼠III型前胶原（PC-III）、大鼠IV型胶原（IV-C）、大鼠层粘连蛋白（LN）、大鼠透明质酸（HA）的表达水平。生莪术、醋莪术均能不同程度减轻肝纤维化，由于生莪术、醋莪术含药血清均能抑制肝星状细胞（HSC-T6）的增殖，降低肝星状细胞中 α-平滑肌肌动蛋白（α-SMA）的表达水平，减少细胞外基质的生成并促进其降解。有研究表明莪术含药血清可通过抑制瘦素诱导活化的大鼠肝星状细胞中信号通路关键因子 Shh、Gli1 的表达，参与 Hh 信号通路，抑制肝星状细胞的活化，发挥抗肝纤维化的作用，并通过调控 Hh 信号通路分泌性信号糖蛋白配体（Shh）和 Wnt 信号通路负调节因子分泌型卷曲相关蛋白1（SFRP1）的表达，参与Hh 和 Wnt 信号通路，抑制肝星状细胞的活化和增殖，抗肝纤维化。何科等研究发现，莪术多糖对猪血清所致肝纤维化大鼠具有明显的抗肝纤维化作用，其机制与抑制肝纤维化大鼠胶原蛋白过表达及 T 信号通路有关。从莪术中分离提取的 β-榄香烯可降低肝星状细胞鸟苷酸因子的表达，上调 GDP 解离抑制因子 β（GDIβ）的表达，从而干扰 GEF/GDIβ-ROCK 通路，发挥抗肝纤维化的作用。

王文文等采用单侧输尿管大鼠肾间质纤维化模型进行研究，发现温莪术油可通过减少转化生长因子 β（TGF-β）的表达抑制结缔组织生长因子（CTGF）的分泌，从而减少细胞外基质的分泌，减轻肾间质纤维化的损伤，抗肾纤维化。王英豪等研究表明，莪术能减少肺组织细胞过度凋亡，延缓肺纤维化进程，有效抑制肺纤维化形成。

（四）抗炎、抗菌、抗病毒作用

莪术油具有抗炎作用，对急性糜烂性食管炎模型小鼠具有明显治疗作用。其中醋煮品作用较强。黄辉锋等发现，温莪术油对大肠杆菌、金黄色葡萄球菌有较好的抗菌活性，药渣残油对四联球菌、大肠杆菌、金黄色葡萄球菌有较好的抗菌活性，药渣残油的抗菌活性总体比莪术油强。蓬莪术叶精油对金黄色葡萄球菌、大肠杆菌、枯草芽孢杆菌、沙门菌均有抑制作用，且抑制作用随浓度的增加而增强。莪术油具有抗病毒作用，可通过抑制人乳头状瘤病毒（HPV）16 亚型 E676 的表达抑制宫颈癌细胞和宫颈永生化细胞 H8 的增殖生长。

（五）降血糖、清除自由基、抗氧化作用

近年来随着对莪术研究的深入，研究者发现莪术多糖具有降低实验性糖尿病大鼠血糖的作用，它可通过保护胰岛 B 细胞，减少其凋亡降低 2 型糖尿病大鼠血糖。莪术多糖还可抑制糖尿病大鼠胰腺组织中 MDA 的生成，显著提高糖尿病大鼠胰腺组织中 SOD、谷胱甘肽过氧化物酶、过氧化氢酶的活力，通过加强这些抗脂质过氧化酶的作用，可清除氧自由基，减轻氧自由基损伤胰岛 B 细胞的有害氧化反应，改善胰腺功能，从而降低血糖。

研究发现，莪术对 DPPH 自由基的清除率超过 90%，具有较强的抗氧化活性。蓬莪术叶精油也有较强的抗氧化活性，对 DPPH 自由基、2,2-联氮-二-（3-乙基-苯并噻唑啉-6-磺酸）二铵盐（ABTH）自由基有较强的清除作用，具有较强的抑制亚油酸脂质过氧化、抑制卵黄脂质过氧化的能力。蓬莪术多糖具有明显的抗氧化能力，对 DPPH 自由基、羟基自由基、超氧阴离子自由基有明显清除能力，同时也具有较强的还原能力。

（六）调节内分泌、防治银屑病等作用

莪术水煎液、配方颗粒、莪术油在临床使用中均具有较好的治疗痛经的作用。将莪术油制成的莪术油乳膏能显著改善大鼠血清激素水平紊乱，并抑制大鼠乳腺增生的发生。用莪术制成的乳癖散结片亦可用于抗乳腺增生。赵晓军等将 0.2% 莪术醇饵剂和莪术醇母粉与燕麦拌制成饵粒，在野外对高原鼠兔进行抗生育控制效果研究，结果显示，莪术醇对高原鼠兔具有明显的抗生育效果。莪术醇还有促进胃肠运动，增强胃肠功能的作用，作用机制为通过兴奋M受体、抑制 α 和 β 受体、促进外钙内流，促进大鼠离体十二指肠平滑肌收缩。李福长等使用莪术醇提物制成莪术醇提物乳膏，发现该乳膏在银屑病样动物模型中能调控组织中的 IL-2、IL-6、干扰素 γ（IFN-γ）、TNF-α 而具有防治银屑病的作用。

【毒理作用及不良反应】

小鼠口服莪术醇提取物的半数致死量（LD_{50}）为（86.8±12）g（生药）/kg；莪术可导致过敏反应，莪术油注射液可导致严重变态反应。

【临床使用禁忌】

月经过多的妇女及孕妇禁服。

参 考 文 献

国家药典委员会，2020. 中华人民共和国药典（2020 年版）一部[M]. 北京：中国医药科技出版社.

何科，梁锅，2014. 莪术多糖对猪血清所致肝纤维化大鼠的保护作用[J]. 中药药理与临床，30（1）：64-66.

李福长，李晋奇，2016. 莪术醇提物乳膏防治银屑病及其作用机理研究[J]. 中药药理与临床，32（3）：95-98.

梁莉萍，贾存东，2013. 莪术油对乳腺癌癌前病变大鼠的治疗效果及作用机制[J]. 中国老年学杂志，33（12）：2821-2823.

刘皓葳，王娟，秦建莉，等，2018. 莪术醇联合 5-氟尿嘧啶对大肠癌细胞增殖和凋亡的影响[J]. 中国实验方剂学杂志，24（18）：130-133.

乔文豪，张冬玲，赵营莉，等，2017. 莪术二酮抑制凝血酶诱导血小板活化和聚集的研究[J]. 安徽医科大学学报，52（3）：376-382.

王冬，范立侨，马希中，等，2016. 莪术醇联合氟尿嘧啶对裸鼠胃癌移植瘤生长、增殖细胞核抗原和 P27 表达的影响[J]. 中国现代医学杂志，26（13）：1-6.

王文文，程锦国，2014. 温莪术对大鼠肾间质纤维化的保护作用及其机制研究[J]. 中华中医药学刊，32（1）：144-146，230.

辛德梅，何艳舫，夏凤艳，等，2013. 莪术油对 CIN 组织中 Ki67、P16、P53 蛋白表达的影响[J]. 中国妇幼保健，28（24）：4043-4044.

徐天娇，赵学梅，郭丽娜，等，2014. 莪术对正常和血瘀证孕大鼠血液流变学的影响[J]. 齐齐哈尔医学院学报，35（15）：2185-2186.

尹定聪，杨华升，2018. 莪术油抗肿瘤作用的研究进展[J]. 中医药导报，24（3）：62-63，69.

张季，宋嫱，王巧晗，等，2017. 生、醋莪术对大鼠免疫性肝纤维化及 HSC-T6 增殖和 α-SMA，Procollagen Ⅰ 表达的影响[J]. 中国中药杂志，42（13）：2538-2545.

赵晓军，赵日良，吉汉中，等，2017. 不同莪术醇饵剂对高原鼠兔抗生育效果研究[J]. 中华卫生杀虫药械，23（5）：414-418.

钟鸣，黄瑞松，梁启成，2016. 中国壮药学[M]. 南宁：广西民族出版社，365-367.

Chen JZ，Xu TF，Chen C，2015. The critical roles of miR-21 in anti-cancer effects of curcumin[J]. Ann Transl Med，3（21）：330.

Johnson SM，Gulhati P，Arrieta I，et al，2009. Curcumin inhibits proliferation of colorectal carcinoma by modulating Akt/mTOR signaling [J]. Anticancer Res，29（8）：3185-3190.

Liu，Zhang Y，Qu JL，et al，2011. β-Elemene-induced autophagy protects human gastric cancer cells from undergoing apoptosis[J]. BMC Cancer，11：183.

Park SY，Jeong M S，Han C W，et al，2016. Structural and functional insight into proliferating cell nuclear antigen[J]. J Microbiol Biotechnol，26（4）：637-647.

Tong EJ，Xu YH，Li GQ，et al，2013. The effects of β-elemene on the expression of mTOR，HIF-1A，survivin in lung adenocarcinoma A549 cell [J]. Afr J Tradit Complement Altern Med，10（4）：18-23.

WangK，Tan SL，Lu Q，et al，2018. Curcumin suppresses microRNA-7641-mediated regulation of p16 expression in bladder cancer[J]. Am J Chin Med，46（6）：1357-1368.

Zhao SF，Zhang X，Zhang XJ，et al，2014. Induction of MicroRNA-9 mediates cytotoxicity of curcumin against SKOV3 ovarian cancer cells[J]. Asian Pac J Cancer Prev，15（8）：3363-3368.

Zhu JJ，An YW，Hu G，et al，2013. Simultaneous determination of multiple sesquiterpenes in *Curcuma wenyujin* herbal medicines and related products with one single reference standard [J]. Molecules，18（2）：2110-2121.

番 木 瓜

（别名：石瓜、万寿果、蓬生果、乳瓜、番蒜、木瓜、万寿匏、奶匏）

番木瓜为番木瓜科植物番木瓜（*Carica papaya* Linn.）的果实，味甘，性平，归脾、胃、心经。作为传统中药具有消食下乳、除湿通络、解毒驱虫的功效，常用于消化不良，胃、十二指肠溃疡疼痛，乳汁稀少，风湿痹痛，肢体麻木，湿疹，烂疮，肠道寄生虫病。原植物为热带、亚热带常绿软木质小乔木，高 8～10m，具乳汁；茎不分枝或有时于损伤处分枝，具螺旋状排列的托叶痕。果实长于树上，外形像瓜，故名之木瓜。果实长椭圆形或瓠形，表面黄棕色或深黄色，有十条浅纵槽，长 15～25cm，直径 7～12cm，果皮肉质，有白色浆汁。种子多数，呈椭圆形，外包有多浆、淡黄色的假种皮，长 6～7mm，直径 4～5mm，种皮棕黄色，具网状突起。入药的果实，全年可采，生食或熟食，或切片晒干。主产于我国南方，鲜果甜滑清香，营养价值很高，味香甜，可供人生食，亦作加工品原料，善消肉食。番木瓜喜高温湿热带气候，不耐寒，遇霜即凋寒，因根系较浅，忌大风，忌积水。对地热要求不严，丘陵、山地都可栽培，对土壤适应性较强，现福建、台湾、广东、海南、广西、云南等地有栽培。番木瓜为南方水果之一，是一种重要的黎药。

【黎族民间及现代应用】

1. 消食驱虫：用于饮食积滞之脘腹胀痛，或驱除绦虫、蛔虫、鞭虫等，用未成熟的干番木瓜，碾细粉，每次 9g，早晨空腹时一次服用，温开水送下。

2. 现代用于治疗胃痛、消化不良（用鲜果 60g，生食或煮熟食，每日 2 次），产后乳汁稀少（半熟鲜果 250g，猪蹄一个，共煮烂熟，每日口服一次，以理气通乳），婴儿湿疹（干燥未成熟的番木瓜，研细粉，撒布患部，每日 2～3 次）。

【常用复方及药对】

1. 番木瓜配猪蹄煮汤，即番木瓜 250g，切块，猪蹄 500g，水炖熟后，再放鲜瓜，炖至猪蹄烂熟，分次服用，用于脾胃虚弱之食欲不振，产后缺乳。

2. 番木瓜配韭菜煮服，治疗乳汁稀少。

【活性成分研究】

番木瓜果实含番木瓜碱、木瓜蛋白酶、凝乳酶；在淡黄色的果实中含隐黄素、蝴蝶梅黄素、β-胡萝卜素、δ-胡萝卜素和隐黄素环氧化物等色素；在红色的果实中尚含番茄烃。种子含异硫氰酸苄酯、番木瓜苷。同时也含有多种矿物元素如镁、钾、钙、铁等。研究报道，番木瓜中含有的人体必需氨基酸高达 17 种以上，维生素 C 含量丰富，有预防肿瘤和心血管类疾病的功效。番木瓜的汁液可以用于创伤口的杀菌消炎，也可以用于溶解坏死组织和清理伤口。此外，番木瓜中的 β-胡萝卜素是一种天然的抗氧化剂，能有效抑制加速衰老和破坏细胞的游离氧化自由基。另外，番木瓜的籽、叶、果肉也均具有药用和食用价值，番木瓜叶片中含具有抗氧化作用的植物多酚，番木瓜的籽本身营养价值就很高，还含有丰富的硫代葡萄糖苷（glucosinolate，GS）。GS 是一种次生代谢产物，常见于十字花科植物。在不同的条件下，GS 与内源硫苷酶发生反应，可降解成一系列具有生物活性的代谢产物，其中最受关注的是异硫氰酸酯类（isothiocyanate，ITC）。异硫氰酸酯是一类重要的有机合成中间体，不仅有抑制肿瘤的作用，还可以预防肿瘤，甚至还有降低肿瘤发生率的作用，此外，有研究发现在防腐抗菌方面，异硫氰酸酯也有不错的效果。已知有 20 多种异硫氰酸酯被证实具有抗肿瘤活性（其中有的异硫氰酸酯是人工合成的，有的则是天然存在的），其中抗肿瘤效果最强的便是异硫氰酸苄酯（benzyl isothiocyanate，BITC）。苄基硫代葡萄糖苷（benzyl glucosinolate，BG）是番木瓜中含量丰富的硫代葡萄糖苷中的一种，其在番木瓜籽中的含量最高，在肠道菌或硫苷酶的作用下能够水解成具芳香烷侧链的异硫氰酸苄酯。异硫氰酸苄酯也存在于某些其他白花菜目十字花科植物中，异硫氰酸苄酯热稳定性较差，在保存和使用时应注意避免高温，其在番木瓜的种子中含量丰富，天然且毒副作用很小，在抗癌药物开发中有着巨大的潜力，因此番木瓜可以说是一种极具营养价值和保健功效的水果。

【药理活性及作用机制】

（一）抗肿瘤作用

番木瓜种子中含有的异硫氰酸苄酯被证实有抗肿瘤的作用，异硫氰酸苄酯对癌症的抑制大多体现在对蛋白质的影响，主要是通过抑制 I 相酶的活性或者诱导 II 相解毒酶的活性抑制致癌物的致癌作用。近年来随着有关的研究越来越深入，人们发现异硫氰酸苄酯的作用已经不仅局限于肿瘤的预防作用，还可以直接作用于肿瘤细胞，有着良好的抗肿瘤作用。异硫氰酸苄酯可以直接激活胰腺癌和前列腺癌细胞中的胱天蛋白酶原-8 和胱天蛋白酶原-9以诱导肿瘤细胞凋亡；异硫氰酸苄酯还可以引起人体乳腺癌细胞的凋亡，并被证明可通过介导活性氧（ROS）诱导人体乳腺癌凋亡。此外，异硫氰酸苄酯可以直接诱导宫颈癌细胞的死亡以起到治疗宫颈癌的效果。有研究通过微阵列分析评估了与细胞凋亡周期有关的潜在靶向基因，发现异硫氰酸苄酯通过靶向 MAPK/激活蛋白 1（AP-1）途径诱导肺癌细胞凋亡和细胞周期停滞，从而抑制了高度转移性肺癌细胞的转移能力。也有研究显示异硫氰酸苄酯甚至可以直接诱导肿瘤细胞微管蛋白（是细胞骨架必需的蛋白）的结构发生改变，从而诱导肿瘤细胞程序化凋亡，起到抗肿瘤效果。

（二）抗氧化作用

酚类物质是广泛存在于植物中的非常重要的化合物，具有很强的抗氧化能力。番木瓜叶中含有的总酚含量较多，说明番木瓜有着较强的抗氧化能力。采用最常用的评估物质抗氧化能力的方法——DPPH 法发现番木瓜中的多酚具有优秀的自由基抑制能力，且抗氧化剂的抗氧化能力与其还原能力有关，物质的还原能力与抗氧化活性呈正相关，番木瓜叶片提取的多酚总还原能力很强。以上均说明番木瓜有着良好的抗氧化作用。

（三）免疫调节作用

高剂量的番木瓜籽水部位能明显促进小鼠血清溶血素生成，并且可以显著提高小鼠腹腔巨噬细胞的吞噬百分率和吞噬指数，表明番木瓜籽水部位对小鼠的体液免疫和非特异性免疫有直接影响，起到了免疫增强作用。胸腺和脾脏是机体重要的免疫器官，其脏器指数在一定程度上可反映机体免疫功能的强弱。番木瓜籽水部位能显著提高小鼠的胸腺指数，对机体免疫有一定的促进作用。

（四）抑菌、抗菌作用

番木瓜碱在试管内对结核杆菌（H37Rv）稍有抑制作用；叶和根有很微弱的抗菌作用，叶柄无效。也有研究证明番木瓜叶及浆汁无抗菌作用，而种子、果实及根有一定的抗菌作用；抗菌成分的最好溶媒是丙酮，含量有季节差异。果实的浸膏能略微延长感染病毒的鸡胚生存期。该植物各种浸膏整体试验时均无抗疟作用。

（五）助消化、组织修复作用

番木瓜中含有的木瓜蛋白酶能帮助蛋白质消化，可用于慢性消化不良及胃炎等，亦可腹腔注射防治粘连。有学者将其与胰蛋白酶进行了动物实验比较，证明木瓜蛋白酶防治粘连再发的效果更强一些。未成熟果实的浆汁能消化炭疽病灶中被损坏的组织，而健康的组织不受影响；成熟的果实效果较差。木瓜蛋白酶水溶液可溶解小血块，若加入微量谷胱甘肽则溶解更快；土霉素、金霉素、链霉素可延缓这一作用，青霉素与磺胺对其则无影响。因此，木瓜蛋白酶可用于有坏死组织的创伤、慢性中耳炎，用于溶解白喉假膜及烧伤时的酶性清创。需要注意的是，木瓜蛋白酶是有效的抗原，吸入、内服、注射及局部应用均会发生过敏。因其可释放组胺，静脉注射毒性很大。

（六）扩张血管、降压作用

番木瓜碱可引起家兔血压下降，引起离体蛙心、兔心扩张期停止，使蛙后肢血管收缩，兔耳壳、肾脏、小肠及冠状血管舒张。

（七）抑制平滑肌作用

番木瓜碱抑制肠管（兔及鼠）及气管（豚鼠）平滑肌。少量番木瓜碱使妊娠子宫（兔及豚鼠）及正常子宫（豚鼠）兴奋，大量则使之麻痹，也可使骨骼肌麻痹。种子含番木瓜苷及芥子酶（myrosin），水解后产生刺激性挥发物。

（八）收缩子宫作用

果实的浆汁和种子对豚鼠子宫有明显的加强收缩作用，有堕胎作用，曾用于通经。

【毒理作用及不良反应】

1. 番木瓜碱对中枢神经有麻痹作用，小鼠及兔可于中毒末期出现轻度痉挛，中毒死因主要是呼吸麻痹与心脏功能障碍。

2. 大量食用番木瓜，番木瓜碱的量可能超过肝脏的解毒上限，出现中毒症状。

【临床应用】

1. 番木瓜碱具有抗淋巴细胞白血病细胞 L1210 和 P388 的活性，临床用于治疗淋巴细胞白血病。

2. 番木瓜碱能杀灭阿米巴原虫，临床应用其盐酸盐皮下注射来有效杀灭阿米巴原虫。浆汁及木瓜蛋白酶用于驱除绦虫、蛔虫及鞭虫等。从种子中分离出的异硫氰酸苄酯有驱蛔作用，而且除局部刺激外无任何毒性。故番木瓜苷也曾用作驱虫剂。

3. 静脉注射木瓜蛋白酶可引起组胺释放，延长血凝时间，防止发生休克。从浆汁中获得的蛋白性物质无论试管试验还是整体试验均表现出显著的抗凝作用，在抗凝剂量时，对心血管及呼吸系统无明显作用，大剂量对心脏有直接抑制作用。由于可引起过敏及肠痉挛，其治疗应用仍受限制。

【临床使用禁忌】

1. 体质虚弱及脾胃虚寒患者避免冰冷后食用。

2. 孕妇不宜多食。

3. 过敏体质者要谨慎，少食或不食。

4. 患有小便淋涩、疼痛者不可多食。

参 考 文 献

郭新竹，宁正祥，2002. 天然酚类化合物及其保健作用[J]. 食品工业，23（3）：28-29.

胡华平，韩雅莉，张峰，等，2008. 木瓜黄酮的提取及其紫外光谱特征[J]. 现代食品科技，24（3）：250-252.

黄进，杨国宇，李宏基，等，2004. 抗氧化剂作用机制研究进展[J]. 自然杂志，26（2）：74-78.

孔永强，郑华，张弘，等，2011. 我国异硫氰酸酯（ITCs）的开发现状及利用前景[J]. 化工进展，S1：291-294.

孙世春，赵锡光，孙建华，等，1999. 异硫氰酸苄酯（BITC）防污损效果研究——对3种海洋细菌的抑菌作用[J]. 海洋科学，23（2）：49-52.

许娇艳，索龙，孟磊，2014. 施用不同配比肥料对番木瓜产量与品质的影响[J]. 热带作物学报，35（10）：1925-1931.

Basu A，Haldar S，2008. Dietary isothiocyanate mediated apoptosis of human cancer cells is associated with Bcl-xL phosphorylation[J]. Int J Oncol，33（4）：657-663.

Chung EL，2001. Chemoprevention of lung cancer by isothiocyanates and their conjugates in A/J mouse[J]. Exp Lung Res，27（3）：319-330.

Chung IM，Ketharnathan S，Thiruvengadam M，et al，2016. Rheumatoid arthritis：the stride from research to clinical practice[J]. Int J Mol Sci，17（6）：900.

Jiang SH，2008. Advances in study for mechanism of isothiocyanates as antineoplastic agent[J]. Chinese Journal of New Drugs & Clinical Remedies，27（9）：710-713.

Li ZY，Shen WT，Yan P，et al，2011. Analysis of benzyl isothiocyanate and its precursor-benzyl glucosinolate in *Carica papaya* L[J]. Chin J Pharm Anal，31：678-681.

Li ZY，Wang Y，Shen WT，et al，2012. Content determination of benzyl glucosinolate and anti-cancer activity of its hydrolysis product in *Carica papaya* L[J]. Asian Pac J Trop Med, 5（3）: 231-233.

Mcnaughton SA, Marks GC, 2003. Development of a food composition database for the estimation of dietary intakes of glucosinolates, the biologically active constituents of cruciferous vegetables[J]. Br J Nutr, 90（3）: 687-697.

Miyoshi N, Watanabe E, Osawa T, et al, 2008. ATP depletion alters the mode of cell death induced by benzyl isothiocyanate[J]. Biochim Biophys Acta, 1782（10）: 566-573.

Nakamura Y, Yoshimoto M, Murata Y, et al, 2007. Papaya seed represents a rich source of biologically active isothiocyanate[J]. J Agric Food Chem, 55（11）: 4407-4413.

Pan SY, Hydamaka A, Kuo A, 2003. Horseradish flavour formation optimization[J]. Transactions of the Chinese Society of Agricultural Engineering, 19（5）: 141-146.

Rossetto MRM, do Nascimento JRO, Purgatto E, et al, 2008. Benzylglu-cosinolate, benzylisothiocyanat, and myrosinase activity in papaya fruit during development and ripening[J]. J Agric Food Chem, 56（20）: 9592-9599.

Sehrawat A, Croix CS, Baty CJ, et al, 2016. Inhibition of mitochondrial fusion is an early and critical event in breast cancer cell apoptosis by dietary chemopreventative benzyl isothiocyanate[J]. Mitochondrion, 30: 67-77.

Vivas M, Ramos HCC, Santos PHD, et al, 2016. Heterosis and genetic diversity for selection of papaya hybrids for resistance to black spot and phoma spot [J]. Trop Plant Pathol, 41（6）: 1-10.

Xiao D, Powolny AA, Singh SV, 2008. Benzyl isothiocyanate targets mitochondrial respiratory chain to trigger reactive oxygen species-dependent apoptosis in human breast cancer cells[J]. J Biol Chem, 283（44）: 30151-30163.

Xu JY, Suo L, Meng L, et al, 2014. Effect of different fertilization on yield and quality of papaya[J]. Chinese Journal of Tropical Crops, 35（10）: 1925-1931.

Yan HQ, Zhu Y, Liu BN, et al, 2011. Mitogen-activated protein kinase mediates the apoptosis of highly metastatic human non-small cell lung cancer cells induced by isothiocyanates[J]. Br J Nutr, 106（12）: 1779-1791.

Zhou K, Wang H, Mei W, et al, 2011. Antioxidant activity of papaya seed extracts[J]. Molecules, 16（8）: 6179-6192.

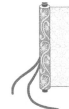

高 良 姜

（别名：风姜、小良姜、膏凉姜、高凉姜、良姜、蛮姜、海良）

高良姜，为姜科植物高良姜（*Alpinia officinarum* Hance）的干燥根茎，性温、味辛，归脾、胃经，作为传统中药中有温胃止呕、散寒止痛的功效。常用于脘腹冷痛、胃寒呕吐、嗳气吞酸等。本品呈圆柱形，多弯曲，有分枝，长 5～9cm，直径 1～1.5cm。表面棕红色至暗褐色，有细密的纵皱纹及灰棕色的波状环节，节间长 0.2～1cm，一面有圆形的根痕。质坚韧，不易折断，断面灰棕色或红棕色，纤维性，中柱约占 1/3。气香，味辛辣，以粗壮、坚实、红棕色、味香辣者为佳。本品喜高温气候，宜选择土层深厚、肥沃疏松、排水良好的沙质壤土栽培。野生高良姜多生长在路边、山坡的草地或灌木丛中。分布于我国海南、广东、广西、云南等地，福建、江西、台湾亦有少量分布。高良姜是一种重要的黎药。

【黎族民间及现代应用】

高良姜用于胃寒作痛及呕吐等症，善散脾胃寒邪，且有温中止痛之功，故适用于脘腹冷痛等病症。如治胃疼痛，常与香附配伍同用；治腹部疼痛，可配肉桂、厚朴等同用。因为其温中散寒作用较好，还可用于胃寒呕吐，常与半夏、生姜等配用。

【常用复方及药对】

临床上根据疾病不同，常采用不同的药物进行配伍组方，常用的配伍药对如下。

1. 荜茇配高良姜　两者均味辛性热，辛散温通，合用温中散寒，制酸止痛，用治胃寒反酸、脘腹冷痛、呕吐、泄泻等。荜茇归胃、大肠经，功擅温中散寒，下气止痛。临床上常两药相须为用，加强温中散寒的药效。两药皆性热，实火、虚火旺者慎用。

2. 香附配高良姜　二者按 1：1 比例配对使用，是《良方集腋》良附丸的药物组成，具有温胃散寒、止痛等作用，主要用于治疗胃寒引起的脘腹冷痛。其中，高良姜具有温胃散寒的作用；香附具有行气、调经止痛的作用，是女性调经的要药。

3. 高良姜配伍半夏　高良姜温中化湿，半夏燥湿止呕。二药伍用，有温中祛湿止呕的功效，用于治疗寒湿所致呕吐。

4. 高良姜配伍草豆蔻　高良姜温中祛湿止痛；草豆蔻化湿行气。二者配伍用，有温中化湿、行气止痛的功效，用于治疗寒湿所致脘腹冷痛、泄泻等症。

5. 高良姜配伍大枣　二药配伍为《普济方》冰壶汤，取高良姜温中散寒止呕，大枣和胃健脾，相配能健脾温中止呕。

6. 高良姜配伍厚朴 高良姜暖中散寒、行气止痛，厚朴行气滞、散实满，相配有温中祛寒、行气止痛的功效，可用于治疗气滞湿郁的脘腹胀满、胃寒痛等症。

7. 高良姜配伍全蝎 为《传信适用方》逡巡散的药物组成，研为细末使用，主治新久风火牙痛，痛不可忍，腮颊肿痛。

8. 高良姜配伍干姜 为《太平惠民和剂局方》二姜丸的组成，治疗心脾疼痛及一切冷物损伤。

由高良姜组成的复方名方如下。

1. 高良姜汤，由高良姜、槟榔（锉）、木香、当归（切，焙）、吴茱萸（汤浸，焙干，炒）组成，出自《圣济总录》卷五十六。主治厥逆，或上冲心；寒疝卒痛，积聚不散，上冲心腹，与阴相引，痛则汗出。

2. 附方高良姜汤，由高良姜、当归、橘皮、厚朴、桔梗、桃仁、吴茱萸、生姜、诃黎勒组成，出自《外台秘要》卷七引《广济方》。主治久心痛刺肋，冷气结痛不能食。

3. 定气散，主要由高良姜半两、草豆蔻（去皮）一个、甘草（炙）一分、木香（炮）一分等成分组成。处方来源于《圣济总录》卷二十五。主治伤寒时多呕哕不止等症状。制备方法是上药用酒浸纸裹，煨令香熟，焙干，捣为散。每服二钱匕，醋汤调下。

【活性成分研究】

从高良姜中分离出的药效成分主要类别为挥发油、黄酮类及二芳基庚烷。挥发油是高良姜中的一类主要成分，高良姜中挥发油含量高，成分复杂。1,8-桉油精（1,8-cineole）是高良姜挥发油的主要成分，占总挥发油的 47.3%，另外还含有 β-蒎烯（β-pinene）、莰烯（camphene）、α-松油醇（α-terpineol）和樟脑（camphor）等挥发性成分。高良姜挥发油能够提高血清 NO 水平，改善胃黏膜微循环，并通过 NO 的作用清除氧自由基和加强黏液屏障，起到抗胃溃疡的作用。作为辛温类药材，挥发油是判断其质量优劣的一个指标；黄酮类化合物是一类含 15 个碳原子的多酚类化合物，是植物次生代谢产物，是高良姜的主要化学成分之一，黄酮苷和苷元在高良姜中均有分布，其中苷元是黄酮类化合物在高良姜中的主要存在形式。目前已从高良姜中分离得到了 13 个黄酮苷元类化合物和 2 个黄酮苷类化合物，其中包括 10 个黄酮（醇）类化合物、2 个二氢黄酮（醇）类化合物和 1 个黄烷三醇类化合物。高良姜入药的都是其地下部分，通过对高良姜地上部分进行分离提取得到 5 个黄酮类化学成分，其中包括高良姜素和高良姜素-3-甲醚，是高良姜地下部分和地上部分共有的主要黄酮类化合物，有望成为高良姜生物活性黄酮类化合物可开发的新资源。二芳基庚烷类化合物是一类具有 1,7-二取代芳基、以庚烷骨架为母体结构的化合物总称，芳基庚烷类化合物也是高良姜中的特色化学成分之一，至今已从高良姜中分离得到 48 个天然二芳基庚烷类化合物，包括 43 个线型二芳基庚烷类化合物、4 个环状二芳基庚烷类化合物和 1 个二芳基庚烷类化合物与黄酮类化合物的聚合物。除上述主要成分外，高良姜中还存在单萜、倍半萜及二萜等多种萜类有效成分，萜类化合物具有独特的香味，且具有重要的生理活性，可以作为研究天然产物和开发新药的重要来源及研究方向。

【药理活性及作用机制】

（一）抗菌、抗炎作用

现今有 90%～95% 和 70%～80% 的金黄色葡萄球菌株能分别产生青霉素酶和 β-内酰胺酶而对青霉素和甲氧西林产生耐药性，而高良姜表现出明显的抑制青霉素酶和 β-内酰胺酶活性，且其中的高良姜素或二苯基庚烷类化合物与其他抗菌药物联合应用，具有协同作用，使抗菌效果明显。如高良姜素与头孢他啶联合用于耐 β-内酰胺类抗生素的金黄色葡萄球菌会产生协同抗菌效应，并且高良姜素结合头孢他啶可引起该耐药菌株的细胞超微结构损坏。从高良姜的乙醇提取物中分离得到的 3 个新的和 10 个已知的二芳基庚烷类化合物都具有对抗幽门螺杆菌的药理活性；高良姜中二苯基庚烷类化合物 5-羟基-7-（4″-羟基-3″-甲氧基苯基）-1-苯基-3-庚酮对具有多重耐药性的致病性大肠杆菌有抑制作用，同时对脂多糖诱导的炎症反应也有对抗作用，说明该化合物有很好的抗菌和抗炎活性。其主要作用机制：①该化合物能够与细菌 DNA 促旋酶的 A 副族相互作用，从而达到抗菌抗炎的双重治疗效果；②血管性血友病因子结合蛋白（von Willebrand factor-binding protein）是金黄色葡萄球菌分泌的一种凝固酶，作为影响金黄色葡萄球菌致病性的重要毒力因子，血管性血友病因子结合蛋白可以与血液中的凝血酶原结合形成有活性的凝血酶，从而诱导纤维蛋白的生成，不但可以诱导凝血，还可以减少粒细胞的活化和吞噬作用，促进细菌的存活。中药单体高良姜素在不抑制金黄色葡萄球菌 Newman 生长的情况下，对血管性血友病因子结合蛋白的凝血活性有明显的抑制作用，且呈剂量依赖性。高良姜素可以通过抑制血管性血友病因子结合蛋白的活性降低金黄色葡萄球菌的毒力，对小鼠金黄色葡萄球菌肺炎具有良好的治疗效果。

（二）清除自由基、抗氧化作用

高良姜提取物有很好的抗氧化作用。这些抗氧化作用使高良姜具有了保护心肌、减轻组织损伤、保护神经元的作用。在心肌急性缺氧时自由基清除体系活性降低，氧自由基大量产生，与细胞膜上的不饱和脂肪酸发生反应，形成过氧化脂质，导致心肌结构损伤，高良姜水提取物可以保护缺血缺氧心肌的 SOD 活性。高良姜总黄酮可有效清除超氧阴离子（O_2^-）和 DPPH 自由基，其清除 O_2^- 的能力强于传统抗氧化剂。而且高良姜总黄酮可显著增强小鼠肝、脑匀浆中谷胱甘肽过氧化物酶的活性，有效抑制 MDA 的生成，从而维持细胞膜的完整性，抑制过氧化氢诱导的红细胞的氧化溶血，减轻组织氧化损伤。在以过氧化氢诱导人 A375 黑色素瘤细胞建立的氧化损伤模型中，高良姜素具有显著的保护作用。此外，高良姜挥发油还可抑制花生油在储藏过程中的氧化酸败反应；在维生素 C 诱发肝微粒体脂质过氧化研究中，高良姜中富含的二苯基庚烷类和黄酮类化合物，如二苯基庚烷类化合物7-（4″-羟基-3″-甲氧基苯基）-1-苯基-4-庚烯-3-酮、5-羟基-7-（4″-羟基苯基）-1-苯基-3-庚酮和 5-甲氧基-7-（4″-羟基苯基）-1-苯基-3-庚酮显示出中等强度的抗氧化作用，黄酮醇类化合物则显示出较强的抗脂质过氧化活性，同时高良姜也可作为肉类、水果的天然保鲜剂、抗氧化剂。高良姜总黄酮的抗氧化作用可能是通过两个途径实现的，一是以其酚羟基结构中大量的酚羟基作为供氢体，对多种自由基产生很强的捕捉能力，从而抑制活性氧自由基等物质；二是其具有的邻位二酚羟基可螯合金属离子，减少金属离子对氧化反应的催化作用。其药理机制与 PI3K/Akt 信号通路有关：高良姜素通过影响 PI3K/Akt 信号通路，调控 Bcl-2 和 Bax 基因相关蛋白的比值。具体表现为高良姜素可激活 Bcl-2 基因表达，并抑制 Bax 基因的表达，从而升高 Bcl-2 和 Bax 的比值，抑制细胞凋亡，保护神经元。

（三）抑制肿瘤细胞增殖、抗肿瘤作用

高良姜总黄酮够抑制肿瘤细胞增殖，促进细胞凋亡，该作用与剂量相关。高良姜多糖在体内具有一定的抗胃癌活性，其作用机制可能与调节机体 Th1/Th2 细胞平衡、抑制肿瘤血管新生、抑制肿瘤细胞的增殖有关。高良姜总黄酮在体内能够抑制小鼠胃癌细胞 MFC 移植瘤生长，降低血清 PCNA、基质金属蛋白酶（matrix metalloproteinase，MMP）-9、VEGF、IL-6、IL-1β 和 IL-17 水平，具有一定的抗胃癌作用。高良姜素具有显著的抗胃癌活性，其作用机制可能与抑制 STAT3 介导的细胞凋亡和周期通路有关。高良姜素对人胃癌细胞 SGC-7901 的增殖有抑制作用，并且高良姜素通过线粒体途径介导的细胞凋亡抑制 SGC-7901 细胞生长。高良姜素能够通过下调 MMP-9 和 TGF-β1 的水平、增加基质金属蛋白酶组织抑制因子（TIMP）-1 表达，抑制口腔癌 CAL27 细胞的生长和转移；高良姜挥发油成分对多种肿瘤细胞的增殖均有一定抑制作用。高良姜 80%丙酮提取物对由茶碱诱导的大鼠黑色素瘤细胞 4A5 黑色素原生成具有抑制作用，其主要是通过抑制酪氨酸酶 mRNA 表达，抑制酪氨酸酶相关蛋白-1、酪氨酸酶相关蛋白-2 和转录因子实现的。

（四）镇痛作用

实验研究中，高良姜对物理和化学刺激所致疼痛都有显著缓解作用，在大鼠卡拉胶（角叉菜胶）足趾肿胀、二甲苯所致小鼠耳廓肿胀及醋酸所致小鼠扭体实验中，高良姜总黄酮对腹腔毛细血管通透性增高等急性炎症和疼痛表现出明显的抑制作用，表明高良姜总黄酮具有一定的抗炎镇痛作用，此为该药临床上用于脘腹冷痛等病症治疗的基础，这些作用加强了高良姜温中止痛的效果。

（五）抗胃溃疡作用

胃部黏膜防御因子（胃黏液-黏膜屏障、内源性前列腺素、黏膜血液循环等）和攻击因子（胃酸、胃蛋白酶、幽门螺杆菌感染等）的失衡导致了胃溃疡的发生。高良姜水提取物能够提高防御因子表达，降低攻击因子表达而降低溃疡指数，表现出较好的抗胃溃疡作用，且研究者推断高良姜可能是通过抑制炎症因子，降低胃泌素（GAS）水平，升高环氧合酶（COX）-2、PGE$_2$ 水平提高胃黏膜的保护作用，减少损伤，产生抗胃溃疡作用。高良姜油可以通过抑制胃酸分泌、降低胃蛋白酶活性保护胃溃疡模型小鼠的胃黏膜。同时，高良姜油还可通过增加血清 NO 水平和 SOD 活性、降低 MDA 水平达到抗胃溃疡的目的。

【毒理作用及不良反应】

本品无毒，但临床上大剂量使用时，胃脘部会出现不适的感觉。

【临床使用禁忌】

1. 阴虚有热者禁服。
2. 不宜长期服用，以免出现胃部不适。

参 考 文 献

陈艳芬，江涛，唐春萍，等，2009. 高良姜总黄酮抗炎镇痛作用的实验研究[J]. 广东药学院学报，25（2）：188-191.

国家药典委员会，2020. 中华人民共和国药典（2020年版）一部[M]. 北京：中国医药科技出版社：475.

林敏明，刘双秀，贺巍，等，2000. 高良姜超临界 CO_2 萃取物 GC-MS 分析[J]. 中药材，23（10）：613-616.

彭晓明，霍仕霞，高莉，等，2015. 高良姜素对过氧化氢诱导 A375 细胞氧化损伤的保护作用[J]. 西北药学杂志，30（1）：51-54.

热娜古丽·海里吾，2019. 高良姜抗胃癌作用及机制的探讨[D]. 乌鲁木齐：新疆医科大学.

沈健，张虎翼，徐波，等，1998. 高良姜中的抗氧化有效成分[J]. 天然产物研究与开发，10（2）：33-36.

王海燕，刘亚明，牛欣，等，2011. 高良姜油抗实验性胃溃疡作用及其机制研究[J]. 中国中西医结合消化杂志，19（2）：71-74.

王鸿，廖天安，符良斌，等，2015. 高良姜素对口腔癌 CAL27 细胞生长抑制作用机制研究[J]. 解放军医药杂志，27（11）：68-71.

王卿，秦昆明，王彬，等，2015. 高良姜挥发性成分的气相色谱/质谱分析[J]. 世界中西医结合杂志，10（10）：1371-1373.

魏娜，谭银丰，魏晴，等，2015. 高良姜不同提取部位对实验性胃溃疡的影响及作用机理研究[J]. 海南医学院学报，21（2）：158-160.

许云霞，赵新淮，2013. 高良姜素对人胃癌 SGC-7901 细胞增殖、周期循环和凋亡的体外影响[J]. 中国药学杂志，48（15）：1274-1278.

广 藿 香

（别名：藿香、排香草、刺蕊草）

　　广藿香为唇形科植物广藿香［*Pogostemon cablin*（Blanco）Benth.］的干燥地上部分。性微温、味辛，归脾、胃、肺经。在传统中药中具有芳香化浊、开胃止呕、发表解暑的功效，用于湿浊中阻、脘痞呕吐、暑湿倦怠、胸闷不舒、寒湿闭暑、腹痛吐泻、鼻渊头痛。广藿香按产地不同分石牌广藿香及海南广藿香。本章仅介绍海南广藿香。海南广藿香的枝条较粗壮，表面较平坦，灰棕色至浅紫棕色，节间长 5～13cm，叶痕较小，不明显凸出，枝条近下部始有栓皮，纵皱较浅，断面呈钝方形。叶片较大而薄，浅棕褐色或浅黄棕色。茎略呈方柱形，多分枝，枝条稍曲折，长 30～60cm，直径 0.2～0.7cm；表面被柔毛；质脆，易折断，断面中部有髓；老茎类圆柱形，直径 1～1.2cm，被灰褐色栓皮。叶对生，皱缩成团，展平后叶片呈卵形或椭圆形，长 4～9cm，宽 3～7cm；两面均被灰白色茸毛；先端短尖或钝圆，基部楔形或钝圆，边缘具大小不规则的钝齿；叶柄细，长 2～5cm，被柔毛。气香特异，味微苦，以叶多、香气浓者为佳。我国福建、台湾、广东、海南与广西均有栽培，原产于菲律宾等亚洲热带国家。传统认为该植物喜高温湿润气候，以年平均气温 24～25℃最适宜生长，气温降至 17℃以下则生长缓慢，植株能耐 0℃短暂低温。喜阳光，但在苗期和定植初期必须适度荫蔽，长出新根和新叶后即去掉荫蔽。遇台风时枝叶易折断。以土质疏松、肥沃、排水良好、微酸性的砂壤土栽培为宜。广藿香是一种重要的黎药。

【黎族民间及现代应用】

　　1. 广藿香可用于治疗急性胃肠炎、妊娠呕吐及预防流感。

　　2. 广藿香煎液漱口可治疗口臭。

　　3. 藿香正气水具有解表化湿、理气和中的作用，用于治疗感冒、呕吐、泄泻、中暑。

　　4. 普济回春散（广藿香为主要组方）用以治疗霍乱初发时冷汗口渴、或吐或泻、或吐泻交作者。清暑益气汤用以治疗暑热气津两伤证，身热汗多，口渴心烦，小便短赤，体倦少气，精神不振，脉虚数。

　　5. 藿香辛芷茶用于治疗慢性鼻渊而致的鼻塞、流脓涕、头痛头昏、嗅觉障碍等，即现代医学所称慢性鼻炎、副鼻窦炎等。

【常用复方及药对】

　　1. 治疗暑湿表证，可与黄芩、滑石、茵陈等同用。

　　2. 治湿浊中阻所致的脘腹痞闷，常与半夏、丁香等同用。

3. 临床常用藿香正气散治疗肠痉挛与胃肠感冒。

【活性成分研究】

广藿香主要活性成分为挥发油，还含有黄酮类和微量元素等成分，挥发油多为小分子萜类化合物，如广藿香醇、广藿香酮等，其香味浓烈，具有良好的药理作用。广藿香中黄酮及黄酮醇类化合物数量最多，约占广藿香黄酮化合物的 50%。该类型化合物结构较为简单，组成黄酮苷的糖以葡萄糖为主，也有半乳糖、芸香糖；倍半萜类化合物是广藿香中典型的次级代谢产物。目前已从广藿香中分离得到 30 余个倍半萜类化合物，主要出自广藿香的低极性部位，包括广藿香烷型（分为 α-和 β-广藿香烷型 2 种）、愈创木烷型和广藿香醇型等。除单萜和倍半萜类化合物外，广藿香中的萜类化合物还包括三萜类和二萜类化合物；广藿香中也存在一定的苯丙素类化合物，简单苯丙素以苯丙酸酯最为常见，目前发现的广藿香苯丙素类以高极性的苷类为主。此外，有研究者从广藿香中分离得到的甾体化合物均为豆甾类型。

【药理活性及作用机制】

（一）抑制肠痉挛、调节胃酸分泌、保护胃肠道作用

在由乙酰胆碱和氯化钡制造的痉挛性收缩模型中，广藿香的挥发油、水提取物和去油水提取物均能抑制其收缩，亦能抑制离体兔肠的自发收缩，三种提取物比较，挥发油的抑制效果最明显。广藿香的水提取物和去油水提取物也能抑制小鼠的正常肠推进和新斯的明引起的肠推进，增加胃酸分泌，增强胃蛋白酶、血清淀粉酶的活力及胰腺分泌酶的功能；和广藿香的水提物相比，去油水提物效果较好，而挥发油对这两种肠推进运动无明显作用，且使胃酸分泌减少，由此推测广藿香水溶性成分对消化功能有改善作用。此外，去油广藿香的水、乙醇、正丁醇、乙酸乙酯、氯仿不同极性部位均能不同程度地增加胃酸分泌，增强胃蛋白酶活性，抑制冰醋酸引起的内脏绞痛并减少由番泻叶引起的腹泻次数。其作用机制：广藿香通过降低血清中 NO 浓度、抑制 TNF-α，保护和维持肠上皮细胞膜的流动性，且通过提高杯状细胞的分泌功能增强肠道自身防御体系，即广藿香可能通过组织形态保护、抑制细胞因子释放、维持肠上皮细胞膜良好流动性及增强免疫，实现对肠屏障的保护。广藿香挥发油还可通过增强感染后肠易激综合征（PI-IBS）模型大鼠结肠黏膜上皮细胞蛋白的表达，修复肠黏膜紧密连接结构，从而保护肠黏膜机械屏障。

（二）抗菌、抑菌作用

广藿香的多种提取物均具有较好的抑菌防腐作用，其抑菌能力表现为乙醚提取物＞乙醇提取物＞水提取物，三者对金黄色葡萄球菌、念珠菌、黑根霉的抑制作用效果较好。广藿香的水提物对金黄色葡萄球菌、枯草芽孢杆菌、铜绿假单胞菌、肠炎球菌、产气杆菌均有作用，其中对金黄色葡萄球菌的作用比较明显。广藿香醇对 107 种革兰氏阳性菌均具有较好的抑制作用，且对耐甲氧西林金黄色葡萄球菌具有明显的体内外抑制作用，在100mg/kg 和 200mg/kg 剂量下对耐甲氧西林金黄色葡萄球菌感染的小鼠具有保护作用。广

藿香油抑制金黄色葡萄球菌和枯草芽孢杆菌生长的作用明显，能抑制 12 种皮肤癣菌的生长，同时广藿香油对白念珠菌具有体外抑菌活性，对白念珠菌阴道炎小鼠具有治疗作用，能明显减少小鼠的阴道菌落数，且可显著缩短模型小鼠的病程。

（三）抗炎、镇痛、解热作用

广藿香的甲醇提取物具有抗炎镇痛作用，该作用是通过增加抗氧化酶的活性、降低丙二醛的含量及调节 COX-2 和 TNF-α 等炎症介质来实现的。广藿香水提取物对炎症因子三硝基苯磺酸诱导的结肠炎有保护作用，这是通过抑制核转录因子 NF-κB 依赖性表达实现的。广藿香醇的体内外抗炎、镇痛活性较强，在体外实验中，通过调节细胞 TNF-α、IL-6、IL-1β、iNOS 和 COX-2 mRNA 的表达，有效抑制脂多糖刺激的巨噬细胞 RAW264.7 炎症反应；体内实验中，广藿香醇还可以抑制二甲苯所致的小鼠耳廓肿胀、角叉菜胶及蛋清致大鼠足肿胀、热板法及醋酸所致的小鼠疼痛。此外，广藿香酮也有抗炎作用，有学者建议可将广藿香酮开发为治疗败血性休克的药物。

（四）镇吐、止咳、化痰作用

广藿香正己烷提取物中的广藿香醇、刺蕊草醇、豆甾-4-烯-3-酮、甲基黄酮醇、广藿香黄酮醇对胆矾引起的雏鸡呕吐有一定的对抗作用；且广藿香挥发油能明显延长引起半数小鼠咳嗽的氨水喷雾时间，促进小鼠气管酚红的分泌。

（五）抗肿瘤作用

广藿香醇（PA）是广藿香的主要成分，对多种人类肿瘤细胞具有抗增殖和凋亡的作用，如对人肝癌细胞 HepG2、人肺癌细胞 A549、人急性单核细胞白血病细胞 MV4-11、人皮肤黑色素瘤细胞 A375、小鼠乳腺癌细胞 4T1、人单核细胞型淋巴瘤细胞 THP-1 和人正常胚肾细胞 293A 的增殖均具有抑制作用，对结直肠癌、胰腺癌和前列腺癌也具有抑制作用。但是对其抗癌作用机制的研究目前主要集中在抗白血病、抗人结直肠癌、抗肺癌和抗前列腺癌作用。

1. 抗白血病作用　肿瘤细胞代谢中一个重要特征是糖酵解酶活性的增强及糖酵解同工酶的转变。肿瘤细胞往往选择性高表达丙酮酸盐激酶的 M2（胎儿）形式。丙酮酸激酶 M2 是其糖酵解过程中的一个关键酶，在肿瘤的发生和发展中发挥着至关重要的作用，是目前癌症治疗的重要靶点之一。NF-κB 几乎在所有癌细胞中有表达，调控该靶点能够有效抑制细胞的增长并诱发凋亡。有研究发现，广藿香醇可抑制 MV4-11 细胞增殖和诱导其凋亡，其机制可能与广藿香醇使 NF-κB、丙酮酸激酶 M2 和胱天蛋白酶-3（caspase-3）的蛋白表达发生明显改变有关。

2. 抗人结直肠癌作用　广藿香醇呈剂量依赖性抑制人大肠癌细胞的生长并可诱导其凋亡，进一步研究发现，广藿香醇可以剂量依赖的方式激活 *p21* 表达，抑制细胞周期蛋白（cyclin）D1 和细胞周期蛋白依赖性激酶（CDK）4 的表达，还可减弱组蛋白脱乙酰酶 2 和癌基因 *c-myc* 的表达及去乙酰化酶的活性；此外，还通过增加 *p65* 的核转位诱导 *NF-κB* 的转录活性。可见，广藿香醇可能是一种潜在的新型去乙酰化酶抑制剂，其抗人结直肠癌细胞作用可能与抑制组蛋白脱乙酰酶 2 的表达和去乙酰化酶活性，以及随后下调癌基因 *c-myc* 和激活 NF-κB 通路有关。

3. 抗肺癌作用　广藿香醇在体外和体内都具有抗人肺癌细胞 A549 增殖的能力。研究表明，广藿香醇可以抑制 A549 细胞增殖，并通过阻断表皮生长因子受体（EGFR）通路的磷酸化和激活 c-Jun 氨基末端激酶（JNK）通路，在体内外诱导 A549 癌细胞凋亡和细胞周期阻滞。

4. 抗前列腺癌作用　在体外实验中，广藿香醇可呈现剂量-时间依赖性地抑制人雄激素非依赖性前列腺癌细胞 DU145 增殖，并诱导细胞凋亡，其中线粒体细胞色素 c 凋亡途径激活在广藿香醇诱导 DU145 细胞凋亡中起到重要作用，因为研究中发现广藿香醇可增强细胞 caspase-3 和 Bax 蛋白的表达，下调 Bcl-2 蛋白的表达，导致凋亡的发生。

（六）其他药理作用

广藿香还具有抗过敏、调节免疫、抗血小板凝集等作用。

【毒理作用及不良反应】

广藿香可能引起腹泻、过敏等。

【临床使用禁忌】

1. 阴虚者禁服广藿香。

2. 阴虚火旺、邪实便秘者禁服广藿香。

3. 阴虚火旺、胃弱欲呕及胃热作呕、中焦火盛热极、温病热病、阳明胃经邪实、作呕作胀者禁用。

参 考 文 献

陈小夏，何冰，李显奇，等，1998. 广藿香胃肠道药理作用[J]. 中药材，21（9）：462-466.

丁文兵，刘梅芳，魏孝义，等，2009. 广藿香大极性化学成分的研究[J]. 热带亚热带植物学报，17（6）：610-616.

郝近大，谢宗万，1994. 藿香药用品种的延续与发展[J]. 中药材，17（8）：40-41，56.

何冰，陈小夏，罗集super，等，2001. 广藿香去油部分的 5 种不同极性提取物对胃肠道的影响[J]. 中药材，24（6）：422-424.

刘晓蓉，邓毛程，张媛媛，2009. 广藿香挥发油的提取及抑菌活性成分稳定性的研究[J]. 中国酿造，（8）：87-90.

刘瑶，邓文辉，刘伟，2016. 广藿香挥发油对感染后肠易激综合征模型大鼠结肠黏膜上皮细胞紧密连接蛋白 ZO-1、Occludin 表达的影响[J]. 中国药房，27（16）：2190-2193.

罗超坤，2005. 广藿香水提物的抗菌实验研究[J]. 中药材，28（8）：700-701.

莫小路，严振，王玉生，等，2004. 广藿香精油对植物病原真菌的抑菌活性研究[J]. 中药材，27（11）：805-807.

王蓬勃，彭成，唐正伟，等，2014. 广藿香油对小鼠白色念珠菌阴道炎治疗作用的实验研究[J]. 时珍国医国药，25（3）：592-594.

吴友根，郭巧生，郑焕强，2007. 广藿香本草及引种历史考证的研究[J]. 中国中药杂志，32（20）：2114-2117，2181.

肖翔林，龙膺西，2004. 近年来广藿香的研究概况[J]. 中药材，27（6）：456-459.

杨得坡，Jean-Pierre C，Joёue M，2000. 藿香和广藿香挥发油对皮肤癣菌和条件致病真菌的抑制作用[J]. 中国药学杂志，35（1）：9-11.

张广文，马祥全，苏镜娱，等，2001. 广藿香中的黄酮类化合物[J]. 中草药，32（10）：870-874.

张伟，张娟娟，郭庆丰，等，2020. 广藿香醇药理作用研究进展[J]. 中国实验方剂学杂志，26（3）213-221.

张英，张金超，陈瑶，等，2006. 广藿香生药、化学及药理学的研究进展[J]. 中草药，37（5）：786-790.

赵思蕾，熊亮，王振强，等，2016. 基于成分敲除/敲入研究广藿香油抗菌主要药效物质[J]. 天然产物研究与开发，28（5）：707-712.

Jeong JB，Choi J，Lou ZY，et al，2013. Patchouli alcohol, an essential oil of *Pogostemon cablin*, exhibits antitumorigenic activity in human colorectal cancer cells[J]. Int Immunopharmacol，16（2）：184-190.

Kongkathip N，Pornpat SA，Kongkathip B，et al，2009. Development of patchouli extraction with quality control and isolation of active compounds with antibacterial activity[J]. Kasetsart J（Nat Sci），43（3）：519-525.

Miyazawa M，Okuno Y，Nakamura S，et al，2000. Antimutagenic activity of flavonoids from *Pogostemon cablin*[J]. J Agric Food Chem，48（3）：642-647.

Park SY，Neupane GP，Lee SO，et al，2014. Protective effects of *Pogostemon cablin* Bentham water extract on inflammatory cytokine expression in TNBS-induced colitis in rats[J]. Arch Pharm Res，37（2）：253-262.

Wan F，Peng F，Xiong L，et al，2021. *In vitro* and *in vivo* antibacterial activity of patchouli alcohol from *Pogostemon cablin*[J]. Chin J Integr Med，27（2）：125-130.

胡 椒

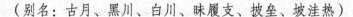

（别名：古月、黑川、白川、昧履支、披垒、坡洼热）

胡椒为胡椒科胡椒属植物胡椒（*Piper nigrum* Linn.）的干燥近成熟或成熟果实，其既是重要的香辛料，也是一味传统中药，味辛、性热，归胃、大肠经，具有温中散寒、下气、消痰的功效，在世界范围内广泛应用。原植物是胡椒属木质攀缘藤本；茎、枝无毛，节显著膨大，常生小根。花杂性，通常雌雄同株；浆果球形，无柄，直径 3～4mm，成熟时红色，未成熟时干后变黑色。2020 年版《中华人民共和国药典》（以下简称《中国药典》）记载胡椒在秋末至次春果实呈暗绿色时采收，晒干为黑胡椒，在果实变红时采收，用水浸渍数日，擦去果肉、晒干为白胡椒。花期 6～10 月。生长在年降水量 2500mm 的热带地区，生长期中间还需要一段干热的间隔时间。我国台湾、福建、广东、广西、海南及云南等地区均有栽培。原产于东南亚，现广植于热带地区。

【黎族民间及现代应用】

1. 治疗小儿消化不良性腹泻　内服：用白胡椒 1g 研粉，加葡萄糖粉 9g 配成散剂。1 岁以下每次 0.3～0.5g，3 岁以下 0.5～1.5g，一般不超过 2g，每日 3 次，连服 1～3 天为 1 个疗程。如有脱水现象须补液。外敷：以胡椒末填敷患儿脐眼，外贴暖脐膏，固定 24 小时，未愈可再贴 1 次。穴位注射：取白胡椒研碎蒸馏制成 50%注射液，行穴位注射。取穴：天枢、足三里。小儿每穴 0.2mL，成人每穴 0.5mL，两侧交替应用。

2. 治疗慢性气管炎和喘息　胡椒、白芥子、细辛、白芷、半枫荷与姜油、姜汁制成药饼敷贴穴位，穴位选取大椎、肾俞、肺俞、脾俞（第一组穴）和天突、膻中、气海、关元、足三里（第二组穴），第一组穴与第二组穴交替进行敷贴治疗，每周敷贴 2 次，共贴 8 次，能够治疗非急性发作期支气管哮喘，减少哮喘复发频次。

3. 治疗神经衰弱　取白胡椒 1 粒（剪成两半）置于耳穴部位，胶布固定；后用拇指捏压敷药部位至有发热感，每日 4～6 次。捏压时不宜搓捻以免移位，若胡椒破碎或捏压无刺激，则需重新更换。一般宜持续 2 周，如有反复则宜继续第二疗程。取穴：神经衰弱，取枕、肾、神门；神经衰弱综合征，取皮质下、额、心。初步观察，对失眠、头痛、头昏、入睡困难、睡眠浅等有一定疗效，对多梦、记忆力减退等疗效较差。

4. 治疗阴囊湿疹　胡椒 10 粒，研成粉，加水 2000mL，煮沸。外洗患处，每天 2 次。

【常用复方及药对】

1. 胡椒配乳香　胡椒 49 粒，乳香 5g。研匀，男用生姜、女用当归，酒下。治心下大痛，本方出自《寿域神方》。

2. 胡椒配红枣　大红枣（去核）7个，每个内入白胡椒7粒，线扎好，锅上蒸7次，共捣为丸，如绿豆大。每服7丸，温滚水下，如壮实者用10丸。服后胃痛止，而胃中作热作饥，以粥饭压之即安。

3. 胡椒配生姜　胡椒1.5g（末），生姜50g（微煨切）。两味药，以水二大盏，煎取一盏，去滓，分温三服。治反胃呕哕吐食，数日不定。本方出自《太平圣惠方》。

4. 胡椒配半夏　半夏（汤洗10遍）、胡椒，上等分，为细末，姜汁为丸，如梧桐子大。每服三五十丸，姜汤下，治翻胃及不怡饮食。本方出自《是斋百一选方》。

5. 胡椒配朴硝　胡椒与朴硝，捣罗为细散。温汤调10g，并二服。治小肠淋，沙石难出疼痛。本方出自《圣济总录》二拗散。

6. 胡椒配荜茇　胡椒、荜茇等分为末，制成蜡丸，麻子大。每用1丸，塞蛀孔中。治风虫牙痛。本方出自《卫生易简方》。

7. 胡椒配白酒　胡椒10%，白酒90%。把胡椒浸于白酒内，7天后过滤使用。涂于冻伤处，每日1次，治冻伤。本方出自《中草药新医疗法资料选编》。

【活性成分研究】

近年来的研究发现胡椒果实、叶、根、茎和花中含有多种活性成分，主要包括酰胺类生物碱、挥发油、有机酸、木脂素、酚类及微量元素等，其中生物碱与挥发油是其最主要的活性成分。

生物碱是胡椒中重要的一类活性成分，其中胡椒碱含量最高、活性最广。目前从胡椒中分离得到的酰胺类生物碱有50余种，如胡椒碱、胡椒新碱、胡椒油碱A、N-哌啶-7-（3, 4-亚甲二氧基苯基）-2E, 4E, 6E-庚三烯酰胺、胡椒内酰胺类等。

胡椒的挥发性成分使胡椒具有了辛辣之味，无论胡椒鲜果还是其加工品，以及胡椒的叶、花、梗中均含有以单萜、倍半萜类化合物为主的大量挥发性成分，此外，还含有有机酸和脂肪类化合物。胡椒的果实、梗、叶和花中含有的 D-α-蒎烯、β-蒎烯、β-石竹烯、β-榄香烯、D-大根香叶烯、左旋-β-蒎烯等成分具有很好的生物活性，如β-石竹烯具有局部麻醉和抗炎活性，β-榄香烯为非细胞毒性的抗肿瘤药物。

对胡椒鲜果进行油炸炮制后，其化学成分发生变化，即其挥发性物质中单萜类物质变多，而倍半萜类物质骤减。临床可根据需要进行此种炮制。

最早人们通过水蒸气蒸馏法进行胡椒单萜和倍半萜类成分挥发油的提取和分析，提取和分析时间分别为2小时和15分钟。后来，研究者采用固相微萃取（SPME）与气相色谱质谱联用技术，使效率得到很大的提高，所用的提取和分析时间分别为10分钟和2.1分钟。胡椒精油具有较强的抗氧化作用，是食品行业广泛应用的食品添加剂，还可用于理疗保健，具有较大的需求量。

在胡椒果实和胡椒叶中还分离到了木脂素类、三萜类、黄酮类等其他类化合物，如荜澄茄素、裂榄脂素、月桂酸、棕榈酸、4-次甲二氧基荜澄茄素、二羟基苯乙酸葡萄糖苷，张青等分离出了5, 7-二甲氧基黄酮，张水平等分离出了扁柏脂素和野漆树苷。

【药理活性及作用机制】

（一）抗肿瘤作用

胡椒主要活性成分胡椒碱能抑制多种类型癌细胞的增殖和存活，如胡椒碱能抑制大鼠脑胶质瘤细胞 C6 的生长，且具有浓度和时间依赖性；对宫颈癌细胞 HeLa 具有较好的细胞毒性；胡椒碱可协同增强抗癌药物多柔比星对人结肠腺癌细胞 Caco-2 和白血病细胞 CEM/ADR5000 的细胞毒性；胡椒中的荜茇明宁碱对乳腺癌细胞和结肠直肠癌细胞 SW-620 也具有较好的抗癌活性。其作用机制为影响凋亡信号的激活和抑制细胞周期的进程，如通过分子对接研究预测胡椒碱可能是表皮生长因子受体-酪氨酸激酶抑制剂（EGFR-TKI）。胡椒碱通过降低磷化蛋白激酶 B（PKB）、MMP-9 和磷酸化 mTOR 的表达来抑制前列腺癌细胞 DU145 的增殖和迁移，进而诱导其凋亡。耐药性是临床癌症难以解决的问题，胡椒碱由于对 P 糖蛋白活性具有抑制作用，能够逆转癌细胞的多药耐药性，可作为多种化疗药物的生物增强剂。

通过对含有胡椒碱的胡椒乙醇提取物（PNE）和去除胡椒碱的胡椒乙醇提取物（PFPE）的生物活性进行考察比较，发现 PFPE 依然具有较强的抗肿瘤作用。PNE 对人乳腺癌细胞 MCF-7、大肠癌细胞系（HCT-116、HCT-15 和 HT-29）具有细胞毒性和抗增殖作用，可以抑制埃利希氏腹水癌荷瘤小鼠的肿瘤生长，延长其生存时间，其机制可能是 ROS 的过度生成导致氧化应激，从而影响细胞周期 G_1/S 期阻滞的关键蛋白，进而引发细胞凋亡。PFPE 能够抑制 N-亚硝基脲诱发的大鼠乳腺肿瘤，抑制肿瘤细胞的侵袭、迁移和血管生成。其机制是通过促进 ROS 的生成提高癌细胞间的应激水平。急性毒性研究表明其具有较低的毒性。

（二）抗氧化作用

研究发现胡椒果实的不同加工品种、胡椒的不同部位、黑胡椒的不同溶剂提取物均具有较好的抗氧化作用。这种作用呈现明显的量效关系，与阳性药维生素 C 相比，胡椒 60% 乙醇和正丁醇提取物对氧自由基的清除作用更强。富含胡椒碱、石竹烯等成分的黑胡椒超临界 CO_2 流体萃取物，可以不同程度地提高酵母细胞在四氯化碳（CCl_4）、过氧化氢（H_2O_2）和硫酸镉（$CdSO_4$）氧化应激胁迫下的存活率，较明显地降低酵母细胞内的氧化和脂质过氧化水平，其作用机制可能与基因 *ctt1* 编码的过氧化氢酶有关。另外，对胡椒叶中分离得到的扁柏脂素、野漆树苷进行抗氧化研究表明，其抗氧化活性高于胡椒果实的不同加工品种，可为大量胡椒叶的开发利用提供依据。

（三）抗菌作用

胡椒具有较强的抑菌作用，有效成分为生物碱和挥发油。以胡椒乙醇提取物的乙酸乙酯萃取部位处理枯草芽孢杆菌、以石油醚萃取部位处理大肠杆菌和金黄色葡萄球菌后，发现采用胡椒提取物处理大肠埃希菌和金黄色葡萄球菌后，胞外丙酮酸含量增高，氨基转移酶活性显著增强，推测其可能通过影响菌株正常生理代谢过程中能量供给和关键物质的合成导致菌体衰亡，从而抑制细菌生长。黑胡椒的水解产物对蜡样芽孢杆菌、铜绿假单胞菌、金黄色葡萄球菌、大肠杆菌、肺炎克雷伯菌、伤寒沙门菌等表现出了较强的抗菌活性。与单纯的纳米银溶液和抗生素抗菌作用比较，采用胡椒叶和胡椒梗水提取物制成的复合纳米银溶液，对农作物病原菌具有更强的抑菌活性，胡椒梗中的挥发油对金黄色葡萄球菌和大肠杆菌的抑制作用与胡椒果中的挥发油无显著区别，证明了胡椒梗也可被开发利用。

（四）抗炎作用

在卵清蛋白（OVA）抗原致哮喘小鼠的气道炎症实验模型中，胡椒乙醇提取物有较好的改善哮喘作用，给予胡椒乙醇提取物的小鼠炎症细胞的纤维化和浸润得到了改善。作用机制为胡椒乙醇提取物可以调节辅助性 T 细胞亚型等淋巴细胞比例的平衡，减少血清中总免疫球蛋白 E（IgE）、抗卵清蛋白 IgE 及 IgG1 的水平，减少血清中组胺释放，使大鼠腹膜肥大细胞脱颗粒失活而抑制过敏反应。在采用脂多糖（LPS）诱导的人结肠癌细胞系模拟人肠道感染细菌发生炎症实验中，发现胡椒碱可以抑制脂多糖刺激导致的人结肠癌细胞系分泌炎症因子 IL-8 含量的增加，通过拮抗病原体诱导肠上皮细胞表达抗菌肽防御素，进而发挥抗肠炎的作用。这一作用可能与抑制 p38 MAPK 和 JNK 信号通路活化有关；胡椒碱在治疗 T 细胞介导的自身免疫和慢性炎症性疾病中的抗炎作用是通过抑制 T 细胞增殖相关的多个关键信号通路来实现的；胡椒碱可以抑制多克隆和抗原特异性的小鼠 T 细胞增殖而不影响细胞活力，抑制 T 细胞进入细胞周期的 S 期和 G_2/M 期，并降低 G_1 期细胞周期蛋白 D_3、CDK4 和 CDK6 的表达，还可以抑制表面抗原 CD25 的表达，减少多种细胞因子的合成。胡椒中的化合物几内亚胡椒酰胺（guineensine）是迄今为止报道的最有效的天然内源性大麻素摄取抑制剂，在急性炎性疼痛和内毒素血症小鼠模型中，几内亚胡椒酰胺能够抑制内毒素血症中促炎性细胞因子的产生，并且其抗炎和急性镇痛作用随剂量增加而增强。

（五）对中枢神经系统的双向调节及改善作用

胡椒对中枢神经系统的作用表现为双向调节，如可抗兴奋引起的惊厥和抑制引起的抑郁，近年来的研究表明，胡椒及其所含的酰胺类成分在神经退行性疾病方面显示了较好的神经保护作用。胡椒乙醇提取物可以显著改善氯化铝诱导的阿尔茨海默病大鼠学习和记忆缺陷。在 β 淀粉样蛋白（β-amyloid protein，Aβ）诱导的阿尔茨海默病大鼠的焦虑和抑郁模型中，胡椒果实的甲醇提取物可以通过减弱大鼠杏仁核中氧化应激水平改善大鼠的焦虑和抑郁状态。胡椒碱能显著减少冈田酸诱导磷酸化 Tau 过度表达的 PC12 痴呆细胞模型中 Tau 的磷酸化水平，减少细胞外乳酸脱氢酶（LDH），减轻细胞损伤。胡椒碱还对乙酰胆碱酯酶（acetylcholine esterase，AChE）和丁酰胆碱酯酶（butyrylcholine esterase，BChE）具有双重抑制作用。研究结果表明这种酰胺类化合物有可能成为治疗阿尔茨海默病的候选药物。胡椒中的酰胺类化合物可以增加小鼠神经母细胞瘤细胞 Neuro-2a 中脑源性神经营养因子（BDNF）的表达，并且这类酰胺类化合物能促进维 A 酸诱导的神经元突起生长，表明其对 BDNF 表达失调导致的抑郁症具有一定的治疗作用。

（六）降血脂和降血糖作用

胡椒在临床中可以治疗血脂异常、糖尿病和高血压。实验研究发现，给大鼠灌胃胡椒乙酸乙酯和水提取物可以显著降低高脂饮食诱导的肥胖大鼠模型的体重和脂肪百分比，从而改善高脂饮食诱发的高脂血症。胡椒碱具有 THP-1 巨噬细胞胆碱酯酶诱导作用，并表现为剂量依赖性。同时，胡椒碱可使胆固醇转运关键蛋白三磷酸腺苷（ATP）结合盒转运蛋白 A1（ABCA1）的表达水平提高，推测其可能通过干扰钙蛋白酶介导的 ABCA1 的降解途径发挥作用，这个新的生物活性使胡椒碱成为治疗和预防动脉粥样硬化的候选药物。另外，胡椒碱对降糖药物引起的低血糖副作用表现出快速升血糖作用，与常用降糖药物联合使用可以减少低血糖等不良反应的发生。这些优点使胡椒碱在糖尿病的补充和替代疗法中具有广泛的应用。

（七）杀虫作用

抗药性是普通杀虫剂有待攻克的难题，而胡椒作为植物源杀虫剂具有多靶标性、低毒性及快速的生物降解能力，能够防止耐药性的产生，是合成杀虫剂的良好替代品。通过对胡椒的乙醇和水提取物的杀虫作用进行评价，发现胡椒乙醇提取物可以有效控制小亚璃眼蜱。胡椒挥发油可以抑制 96% 的微小牛蜱产卵，并显示出剂量依赖性，从而推测其能降低微小牛蜱的繁殖力。胡椒乙醇提取物具有杀灭埃及伊蚊幼虫的作用，其中所含的油酸是灭蚊的有效成分。另外，已有文献报道胡椒属不同植物及胡椒不同溶剂提取物均具有抗利什曼原虫的活性。胡椒果的正己烷提取物及胡椒乙醇提取物通过诱导杜氏利什曼原虫前鞭毛体的自噬导致细胞死亡，而且对宿主的肝、肾没有毒性。因此，胡椒可以作为安全有效的抗利什曼原虫的潜在候选药物，对目前抗利什曼病的治疗药物具有良好的辅助作用。

【毒理作用及不良反应】

使用过量会导致肺部受损，亦会引起头晕、高血压。

【临床使用禁忌】

凡阴虚有火、内热素盛、干燥综合征及咳嗽、吐血、咽喉口齿目疾和痔疮患者忌食；胃及十二指肠溃疡与高血压患者也不宜食胡椒。

参 考 文 献

国家药典委员会，2020. 中华人民共和国药典（2020 年版）[M]. 北京：中国医药科技出版社.

黄梅，谭余庆，罗俊，等，2018. 植物类中药抗细菌耐药性的研究进展[J]. 中国实验方剂学杂志，24（23）：218-244.

李利华，2016. 黑胡椒提取物的抗氧化活性研究[J]. 中国调味品，41（9）：36-39.

梁永焯，2015. 胡椒对葛根、厚朴有效成分的药动学影响研究[D]. 广州：广州中医药大学.

穆晗雪，惠阳，林婧，等，2017a. 不同方法提取胡椒叶挥发油 GC-MS 分析[J]. 广东化学，44（6）：25-26.

穆晗雪，惠阳，林婧，等，2017b. 不同方法提取胡椒花挥发油气质联用成分分析[J]. 广州化工，45（3）：72-74.

王新灵，渠海，孙德梅，等，2016. 胡椒碱的提取、纯化及其抗癌活性的研究[J]. 化学通报，79（7）：657-661.

王延辉，师邱毅，孙金才，等，2016. 胡椒梗中挥发性成分提取及其抑菌效果研究[J]. 安徽农业科学，44（7）：52-56，75.

王勇，魏娜，李洪福，等，2013. 海南黑胡椒超临界萃取物中化学成分的 GC-MS 分析[J]. 中国实验方剂学杂志，19（12）：121-123.

韦琨，窦德强，裴玉萍，等，2002. 胡椒的化学成分、药理作用及与卡瓦胡椒的对比[J]. 中国中药杂志，27（5）：328-333.

杨继敏，朱科学，谷风林，等，2016. 油炸处理对胡椒鲜果中精油成分的影响[J]. 农学学报，6（6）：36-44.

于岚，郝正一，胡晓璐，等，2020. 胡椒的化学成分与药理作用研究进展[J]. 中国实验方剂学杂志，26（6）234-242.

张玲玲，张鹏，李士明，等，2016. 酿酒酵母检验黑胡椒挥发油抗氧化活性研究[J]. 食品科学，37（23）：51-56.

张青，2015. 胡椒有效成分（DMF）对人卵巢癌干细胞样细胞侵袭、转移及 Snail 蛋白表达的影响[D]. 长沙：湖南中医药大学.

张伟，张娟娟，尹震花，等，2017. HS-SPME-GC-MS 法检测并鉴定胡椒叶和果实中的挥发性成分[J]. 中国药房，28（6）：820-822.

邹兰，胡月英，陈文学，2015. 黑胡椒提取物对枯草芽孢杆菌生理代谢的影响[J]. 食品工业科技，36（23）：148-151.

邹兰，胡月英，陈文学，2018. 黑胡椒石油醚相提取物对大肠杆菌和金黄色葡萄球菌的抑菌机制研究[J]. 食品科技，43（6）：245-249.

Beltrán LR，Dawid C，Beltrán M，et al，2017. The effect of pungent and tingling compounds from *Piper nigrum* L.on background K$^+$ currents[J]. Front Pharmacol，8：408.

de Souza Grinevicius V MA，Kviecinski MR，Santos Mota NSR，et al，2016. *Piper nigrum* ethanolic extract rich in piperamides causes ROS overproduction，oxidative damage in DNA leading to cell cycle arrest andapoptosis in cancer cells[J]. J Ethnopharmacol，189：139-147.

Deng Y，Sriwiriyajan S，Tedasen A，et al，2016. Anti-cancer effects of *Piper nigrum* via inducing multiple molecular signaling *in vivo* and *in vitro*[J]. J Ethnop-harmacol，188：87-95.

Li H，Krstin S，Wang S，et al，2018. Capsaicin and piperine can overcome multidrug resistance in cancer cells to doxorubicin[J]. Molecules，23（3）：577.

Liu HL，Luo R，Chen XQ，et al，2015. Identification and simultaneous quantification of five alkaloids in *Piper longum* L. by HPLC-ESI-MS（n）and UFLC-ESI-MS/MS and their application to *Piper nigrum* L.[J]. Food Chemistry，177：191-196.

Ngo QMT，Tran PT，Tran MH，et al，2017. Alkaloids from *Piper nigrum* exhibit anti-inflammatory activity via activating the Nrf2/HO-1 pathway[J]. Phytother Res，31（4）：663-670.

Nicolussi S，Viveros-Paredes JM，Gachet M S，et al，2014. Guineensine is a novel inhibitor of endocannabinoid uptake showing cannabimimetic behavioral effects in BALB/c mice[J]. Pharmacol Res，80：52-65.

Paarakh PM，Sreeram DC，Shruthi S D，et al，2015. *In vitro* cytotoxic and in silico activity of piperine isolated from *Piper nigrum* fruits Linn[J]. In Silico Pharmacol，3（1）：9.

Prashant A，Rangaswamy C，Yadav AK，et al，2017. *In vitro* anticancer activity of ethanolic extracts of *Piper nigrum* against colorectal carcinoma cell lines[J]. Int J Appl Basic Med Res，7（1）：67-72.

Rather RA，Bhagat M，2018. Cancer chemoprevention and piperine：molecular mechanisms and therapeutic opportunities[J]. Front Cell Dev Biol，6：10.

Sriwiriyajan S，Sukpondma Y，Srisawat T，et al，2017.（−）-Kusunokinin and piperloguminine from *Piper nigrum*：an alternative option to treat breast cancer[J]. Biomed Pharmacother，92：732-743.

Sriwiriyajan S，Tedasen A，Lailerd N，et al，2016. Anticancer and cancer prevention effects of piperine-free *Piper nigrum* extract on *N*-nitrosomethylurea-induced mammary tumorigenesis in rats[J]. Cancer Prev Res（Phila），9（1）：74-82.

Tu Y，Zhong Y，Du H，et al，2016. Anticholinesterases and antioxidant alkamides from *Piper nigrum* fruits[J]. Nat Prod Res，30（17）：1945-1949.

Yun YS，Noda S，Takahashi S，et al，2018. Piperine-like alkamides from *Piper nigrum* induce BDNF promoter and promote neurite outgrowth in Neuro-2a cells[J]. J Nat Med，72（1）：238-245.

Zeng Y，Yang Y，2018. Piperine depresses the migration progression via downregulating the Akt/mTOR/MMP9 signaling pathway in DU145 cells[J]. Mol Med Rep，17（5）：6363-6370.

降　香

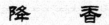

（别名：黄花梨、降真香、紫藤香、降真、花梨母）

　　降香为豆科植物降香檀（*Dalbergia odorifera* T. Chen）树干和根的干燥心材，是黄檀属乔木，高 10～15m，除幼嫩部分、花序及子房略被短柔毛外，全株无毛；树皮褐色或淡褐色，粗糙，小枝有小而密集皮孔；羽状复叶，近革质，卵形或椭圆形；圆锥花序腋生，分枝呈伞房花序状，花冠乳白色或淡黄色；荚果舌状长圆形，果瓣革质，有种子 1～2 粒。全年均可采收，除去边材，阴干。呈类圆柱形或不规则块状。表面紫红色或红褐色，切面有致密的纹理。质硬，有油性。气微香，以色紫红、坚硬、气香、不带白色边材、入水下沉降香者为佳。味辛，性温，归肝、脾、肺、心经。在传统中药中具有行气活血、止痛、止血的功效，古时降香主要用来治疗跌打损伤、金疮出血、风湿痹痛等。现代研究发现，降香不仅能抗血栓血小板聚集、舒张血管，还能够抗氧化、抗炎、抗肿瘤等。多出产于我国的海南、广东、广西、福建、云南、四川等地，尤以海南白沙、昌江、东方、保亭、陵水、三亚等地资源为多。降香是一种重要的黎药。

【黎族民间及现代应用】

　　1. 治刀伤出血，单用本品研末外敷；治金刃刀伤或跌扑伤损，血流不止，以本品与五倍子共研末，捣敷患处。常配乳香、没药、三七、自然铜等制成丸、散（研成极细末）内服或外敷，能止血生肌、镇痛。若治内伤吐血、衄血，属血瘀或气火上逆所致者，本品能降气止血化瘀，常与丹皮、郁金等同用。

　　2. 用于理气化瘀止痛，功用大致与檀香相同，故可用降香代替檀香治疗真心痛（冠心病引起的心绞痛），常配活血药同用，如冠心二号方。

　　3. 健胃醒脾，降气化痰，降香配枳壳。

　　4. 现代临床最大的用途是治疗心脑血管病。降香具有改善微循环的作用，显著增加冠脉流量，减慢心率，并能降低血浆黏度，降低血脂，减少血小板聚集，抗凝血。这些作用对防治冠心病和脑梗死有综合性的治疗效果，常与丹参同用。

【常用复方及药对】

（一）常用药对

1. 配蒲公英　蒲公英苦散滞气，甘以解毒，寒能清热，有清热解毒消痈散结之功，二者相伍，一长于活血散瘀，一长于清热解毒，相须为用，治疗痈疽疮肿。

2. 配藿香　降香芳香辛散而不峻烈，微温化湿而不燥热；藿香散邪辟秽，理气化湿，止呕和中，醒脾开胃。二药合用，治疗暑夏寒湿，症见发热头痛、胸胁满闷、纳呆泛恶、腹痛吐泻、湿浊伤中者。

3. 配当归　当归补血活血，行气止痛，二药合用，活血行气功效相加，用于跌打损伤，瘀血作痛。

4. 配郁金　既入血分，行血中之气，破瘀止痛，又能疏肝解郁，行气止痛，二药合用，治疗气滞血瘀、胸胁刺痛。

5. 配五倍子　共研末，捣敷患处，治金刃刀伤或跌扑伤损，血流不止。本方出自《是斋百一选方》。

（二）常用复方

1. 与丹参组成复方丹参注射液，可以辅助治疗小儿肾小球肾炎。

2. 配伍枳壳，健胃醒脾，降气化痰。

3. 与益母草、红花、人参等诸位药制成化癥回生片，用于治疗瘀血内阻所致的癥积、妇女干血痨、产后血瘀、少腹疼痛拒按。

4. 与凌霄花、乌药、桔梗、郁金、枳壳、香附、乌梅肉制成梅核气丸，舒肝顺气，利膈解郁。用于梅核气、舌咽神经官能症，以及胸膈不舒，两胁胀满。

5. 与丁香、乳香（制）、木香、没药（炒）、小茴香、冰片、香附（制）、檀香、广藿香、麝香、沉香制成温中镇痛丸，可行气解郁，散寒止痛。用于气滞胃寒，胸胃刺痛，腹胀疼痛。

【活性成分研究】

降香的化学成分主要为挥发油和黄酮类，不同品种中挥发油和黄酮类化合物的种类及含量有所差异。降香挥发油主要成分为橙花叔醇、2,4-二甲基-2,4-庚二烯醛、氧化石竹烯、2,4-二甲基-2,6-庚二烯醛、蒎烯、金合欢醇等，橙花叔醇又称苦橙油醇，相对百分含量最高。其中橙花叔醇、氧化橙花叔醇及其异构体占90%。由于品种、产地及提取工艺不同，降香挥发油总量及橙花叔醇百分含量差异较大。《中国药典》中收载降香来源为豆科植物降香檀，但民间亦有芸香科植物山油柑、海南黄檀、印度黄檀、印度紫檀等作降香使用。然而在对不同品种降香挥发油含量，以及挥发油中主要成分含量进行比较研究后发现，降香檀挥发油含量最高。此外，不同的提取工艺对降香化学成分的影响也很大。

【药理活性及作用机制】

（一）抗血栓形成、抑制血小板聚集作用

血栓形成后减少或阻断心肌供血是造成心肌梗死的主要因素。降香挥发油及其芳香水灌胃给药可抑制大鼠实验性血栓形成，提高兔血小板 cAMP 的水平，体外对兔血浆纤溶酶活性有促进作用，纤溶酶能使纤维蛋白溶解，提示其具有抗血栓形成作用。降香常用于治疗慢性心绞痛，其重要机制之一就是抗血栓形成作用。对降香挥发油中分离出的2个倍半萜成分进行研究，发现其具有较强的抗血小板作用；复方降香胶囊对心肌供氧、供血，血液流变学及凝血功能均具有改善作用，此外还具有减少丙二醛，增加 SOD 活性等药效。降香挥发油对垂体后叶素所导致的大鼠心肌缺血有一定的改善作用，且小鼠静脉注射降香挥发油的半数致死量（LD_{50}）相当于人口服剂量的 1684 倍，表明降香挥发油的毒性极低。

（二）抗肿瘤作用

降香中查尔酮类化合物具有广泛的抗肿瘤作用，如紫铆花素能抑制结肠癌、乳腺癌、急性髓细胞性白血病等肿瘤细胞的增殖。作用机制为紫铆花素能抑制多发性骨髓瘤细胞中 c-Src 激酶、酪氨酸激酶 JAK1 和 JAK2 活化，下调抗凋亡蛋白及细胞周期蛋白、髓细胞白血病基因-1（Mcl-1）表达；上调酪氨酸磷酸酶 SHP-1 的表达、抑制信号转导及转录激活因子 3（STAT3）的激活。

（三）抑菌、抗菌作用

由于近年来抗生素的滥用导致了一系列的细菌耐药性问题，如今中药在抗耐药细菌上的优势已成为当代的研究热点。降香挥发油对金黄色葡萄球菌及耐甲氧西林金黄色葡萄球菌均有较强的抑制作用，有望解决青霉素等抗生素的耐药性问题。降香乙醇提取物中的化合物单体(3R)-4′-甲氧基-2，3，7-三羟基-二氢异黄酮对烟草青枯病菌具有抑制作用；此外，从降香中分离得到的化合物对白念珠菌、金黄色葡萄球菌等也均具有抑制作用。

（四）清除自由基、抗氧化作用

黄酮类和挥发油成分都具有抗氧化作用，降香檀根中分离得到的 2′-O-甲氧基异甘草素、降香异黄烯、5′-甲氧基驴食草酚、刺芒柄花素四个黄酮类成分均具有明显的抗氧化作用，且与三氯化铁呈现协同作用；紫铆花素具有强大的抗氧化作用，能够清除多种自由基和螯合金属离子，在 Fe^{2+} 诱导的鼠脑组织匀浆中的脂质过氧化过程中，紫铆花素能够起到抑制作用，且具有浓度依赖性；紫铆花素能抑制黄嘌呤氧化酶的活性，减少因黄嘌呤氧化酶参与生成的活性氧；此外紫铆花素还可以抑制铜离子诱导的低密度脂蛋白催化氧化过程。脑内疾病与谷氨酸诱导的细胞毒性有密切关系，谷氨酸诱导的细胞毒性表现在受体介导的兴奋性和非受体介导的氧化应激，海马细胞 HT22 是评价谷氨酸诱导氧化应激损伤的有效模型。对降香中 18 种黄酮类化合物进行筛选，有 8 种化合物对谷氨酸诱导的小鼠 HT22 细胞具有显著的抗氧化作用，可作为潜在的神经保护剂，8 种化合物中(2S)-6，4′-二羟基-7-甲氧基黄烷、6，4′-二羟基-7-甲氧基黄烷酮的抗氧化作用较强。另外，降香的挥发油也具有抗氧化活性，从降香苯酚挥发油提取物中分离得到的 6 种化合物具有抗氧化活性，其中 2′, 3′, 7-三羟基-4′甲氧基异黄酮和 4′, 5, 7-三羟基-3-甲氧基黄烷酮具有显著的抗氧化作用。

（五）抗炎作用

降香中的黄酮类成分具有抗炎作用，目前研究有 7 种化合物表现出显著的抗炎活性，降香中异甘草素是一种有效的血红素加氧酶-1（HO-1）诱导剂，能够抑制内毒素引发的 NO、IL-1β、TNF-α 释放和 iNOS 表达，此诱导作用具有浓度和时间依赖性。异甘草素通过活化胞外信号调节激酶（extracellular signal-regulated kinase，ERK）1/2 信号转导通路上调 HO-1 的表达。降香中 6, 4′-二羟基-7-甲氧基黄烷酮可以通过 JNK 通路上调小鼠 HT22 细胞中 HO-1 的表达，通过 ERK 1/2 通路上调小鼠胶质细胞 BV2 中 HO-1 的表达，从而起到抗炎的作用。

（六）促进骨细胞分化作用

降香化学中的成分通过激活骨形成蛋白（BMP）、Wnt/β-联蛋白（β-catenin）及 Runx2 信号通路促进骨细胞分化，因此其具有被开发为治疗骨质疏松症药物的潜力。

（七）保护心脑血管作用

降香能改善心肌梗死的心室重构，心室重构是影响心肌梗死预后的重要因素，作用机制为降香能够通过降低梗死心肌组织的血管紧张素Ⅱ（AngⅡ）含量、血管紧张素原 mRNA 含量和非梗死区心肌组织的Ⅰ型/Ⅲ型胶原值改善心肌重构；丹参与降香配伍后能明显降低 MCAO 大鼠的脑含水量、减少脑梗死体积和改善大鼠神经行为学障碍，同时可显著升高脑内 LDH 和血清 SOD 的含量，降低 LDH、丙二醛与炎症因子 IL-1β、TNF-α 和 IL-8 的含量，且效果明显优于丹参与降香单用组。

【毒理作用及不良反应】

降香毒副作用较小，安全性高，在临床医学上暂未发现食用降香后出现不良反应的现象。近些年学者对降香毒性的研究均总结出降香毒性小、有效成分活性高的特点。

【临床使用禁忌】

1. 血热妄行、色紫浓厚、脉实便秘者禁用。
2. 痈疽溃后、诸疮脓多及阴虚火盛者，俱不宜用。

参 考 文 献

郭丽冰，王蕾，廖华卫，等，2007. 降香 CO_2 超临界萃取物的 GC-MS 分析[J]. 广州药学院学报，23（1）：12-13.

国家药典委员会，2020. 中华人民共和国药典（2020 年版）[M]. 北京：中国医药科技出版社.

国家中医药管理局《中华本草》编委会，1999. 中华本草[M]. 上海：上海科学技术出版社：436.

李卓亚，唐春萍，梁生旺，等，2009. 气相色谱法测定不同商品来源降香药材中挥发油和反式苦橙油醇的含量[J]. 广东药学院学报，25（5）：459.

林励，徐鸿华，肖省娥，等，1997. 不同品种降香质量研究[J]. 中药材，20（7）：366-369.

刘洪玲，2009. GC-MS 法分析降香挥发油化学成分[J]. 中成药，31（6）：915-917.

马翠翠，2019. 丹参-降香配伍对脑缺血大鼠损伤的保护作用[D]. 西安：西北大学.

孙潇，2011. 冠心丹参方对氧化应激致性心肌细胞损伤保护作用的物质基础及作用机制研究[D]. 北京：北京协和医学院.

汪娟，蒋维，王毅，2013. 降香中黄酮类化合物对脂多糖诱导的 RAW264.7 细胞抗炎作用研究[J]. 细胞与分子免疫学杂志，29（7）：681-684.

王大英，2005. 中药对心肌梗死后大鼠血管新生和心室重构的影响[D]. 上海：复旦大学：16.

王昊，2014. 降香化学成分及生物活性研究[D]. 青岛：青岛科技大学：40.

肖省娥，林励，2000. 不同来源的降香药材中总黄酮含量测定[J]. 基层中药杂志，14（6）：12-13.

杨超燕，唐春萍，沈志滨，2011. 降香挥发油对垂体后叶素致大鼠急性心肌缺血的保护作用及急性毒性实验研究[J]. 时珍国医国药，22（11）：2685-2686.

余锟，尚孝堂，王大英，2007. "药对" 降香、红景天对心肌梗死后大鼠非梗死区胶原改建的影响[J]. 西部中医药，20（11）：54-55.

朱亮，冷红文，谭力伟，等，1992. 降香挥发油对血栓形成、血小板 cAMP 和血浆纤溶酶活性的影响[J]. 中成药，14（4）：30-31.

左文健，赵夏博，梅文莉，等，2012. 降香抗烟草青枯病菌活性成分研究[J]. 医药前沿，（20）：375-376.

An RB，Jeong GS，Kim YC，2008. Flavonoids from the heartwood of *Dalbergia odorifera* and their protective effect on glutamate-induced oxidative injury in HT22 cells[J]. Chem Pharm Bull，56（12）：1722-1724.

Lee DS，Jeong GS，2014. Arylbenzofuran isolated from *Dalbergia odorifera* suppresses lipopolysaccharide-induced mouse BV2 microglial cell activation，which protects mouse hippocampal HT22 cells death from neuroinflammation-mediated toxicity[J]. Eur J Pharmacol，728：1-8.

Lee SH，Kim JY，Seo GS，et al，2009. Isoliquiritigenin，from *Dalbergia odorifera*，up-regulates anti-inflammatory heme oxygenase-1 expression in RAW264.7 macrophages[J]. Inflamm Res，58（5）：257-262.

Li B，Lee D S，Jeong GS，et al，2012. Involvement of heme oxygenase-1 induction in the cytoprotective and immunomodulatory activities of 6，4'-dihydroxy-7- methoxyf lavanone in murine hippocampal and microglia cells[J]. Eur J Pharmacol，674（2-3）：153-162.

Pandey MK，Sung B，Ahn KS，et al，2009. Butein suppresses constitutive and inducible signal transducer and activator of transcription（STAT）3 activation and STAT3-regulated gene products through the induction of a protein tyrosine phosphatase SHP-1[J]. Mol Pharmacol，75（3）：525-533.

Park KR，Yun HM，Quang TH，et al，2016. 4-Methoxydalbergione suppresses growth and induces apoptosis in human osteosarcoma cells *in vitro* and *in vivo* xenograft model through down-regulation of the JAK2/STAT3 pathway[J]. Oncotarget，7（6）：6960-6971.

Tao Y，Wang Y，2010. Bioactive sesquiterpenes isolated from the essential oil of *Dalbergia odorifera* T.Chen[J]. Fitoterapia，81（5）：393-396.

Wang W，Weng X C，Cheng D L，2000. Antioxidant activities of natural phenolic components from *Dalbergia odorifera* T. Chen[J]. Food Chem，71（1）：45-49.

Yun HM，Park KR，Quang TH，et al，2015. 2，4，5-Trimethoxyldalbergiquinol promotes osteoblastic differentiation and mineralization via the BMP and Wnt/β-catenin pathway[J]. Cell Dev Res，6（7）：e1819.

Zhao Q，Guo JX，Zhang YY，2000. Chemical and pharmacological research progress of Chinese drug "JiangXiang"（Lignin *Dalbergiae odoriferae*）[J]. J Chin Pharmaceut Sci，9（1）：1-5.

角花胡颓子

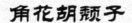

（别名：羊母奶子、吊中子藤、假甜酸）

角花胡颓子（*Elaeagnus gonyanthes* Benth.）是胡颓子科胡颓子属植物，其根、叶、果皆可入药。性温、味微苦、涩，归肺、胃、大肠经。根部具有祛风通络、行气止痛、消肿解毒之效，用于风湿关节痛、腰腿痛、河豚毒素中毒、狂犬咬伤、跌打肿痛；果实用于泄泻；叶微苦、涩，温，治肺病、支气管哮喘、感冒咳嗽；全株植物治痢疾、跌打、瘀积。原植物是常绿攀援灌木，长达 4m 以上；幼枝纤细伸长，密被棕红色或灰褐色鳞片，老枝鳞片脱落，灰褐色或黑色。叶革质，椭圆形或矩圆状椭圆形。花白色，被银白色和散生褐色鳞片；萼筒四角形（角柱状）或短钟形，基部膨大后在子房上明显骤收缩，裂片卵状三角形，包围子房的萼管矩圆形或倒卵状矩圆形。果实阔椭圆形或倒卵状阔椭圆形，幼时被黄褐色鳞片，成熟时黄红色。花期10～11月。主要分布于我国湖南南部、广东、广西、云南、海南等地。其在黎族医药中入药已久，是常用黎药之一。

【黎族民间及现代应用】

1. 治咳嗽：取鲜角花胡颓子叶一两煎汤服用。本方出自《泉州本草》。

2. 治疗慢性支气管炎、支气管哮喘等：取角花胡颓子叶（干）、鬼针草各五钱，水煎，2 次分服，10 天为 1 个疗程。

3. 治疗哮喘：取角花胡颓子叶晒干，文火炒至微黄，研末备用。每次用热米汤送服一钱，早晚各 1 次，连续 15 天，必要时可服数周。

4. 治疗吐血、咯血、便血：取角花胡颓子根水煎服。

5. 治疗风湿痛：取角花胡颓子根三两、黄酒二两、猪脚半斤，加水煮 1 小时，取汤服用。

6. 治疗小儿疳积、食积：取角花胡颓子根水煎服。

7. 角花胡颓子的果实可消食止痢，用于肠炎、痢疾、食欲不振。

8. 治疗疮疥：用角花胡颓子根煎汤洗。

【常用复方及药对】

角花胡颓子出自《本草拾遗》，被应用到多个中药处方中，主要用于治疗哮喘、鼻炎、消化不良等症。

1. 角花胡颓子叶配伍山楂，可固肠止泻，用于饮食积滞，消化不良，少食腹泻，或肠炎、痢疾之轻症。

2. 角花胡颓子配伍薜荔制成荔花鼻窦炎片，祛风利湿，消炎解毒，用于急、慢性鼻窦炎。

3. 角花胡颓子叶与桑白皮、枇杷叶、白花鬼灯笼、甘草、盐酸麻黄碱、党参等制成息喘丸，功效为益气养阴，清肺平喘，止咳化痰，用于气阴不足，痰热阻肺，喘息气短，吐痰黄黏，咽干口渴。

【活性成分研究】

胡颓子属植物中的主要化学成分有挥发油、黄酮类化合物、萜类和甾体、脂肪酸、生物碱、酚类、鞣质、木脂素、有机酸、糖苷等。不同种属及不同部位的角花胡颓子挥发油化学成分差异较大，在这几类成分中，研究报道最多的是黄酮类化合物，其在胡颓子属植物的叶和花中含量较高，是胡颓子属植物的主要活性成分之一，包括黄酮类、黄酮醇类及其苷类。胡颓子属植物黄酮类化合物的特点是在其糖苷部分有香豆酰基、阿魏酰基或芥子酰基的存在，而苷元类则以槲皮素、异鼠李素、山柰酚为主。三萜和甾体类化合物主要存在于胡颓子属植物的根、叶及种子中，主要成分包括齐墩果酸、熊果酸、熊果酸醛、羽扇豆醇、阿江榄仁酸、山楂酸、桦木醇、β-谷甾醇、豆甾-4-烯-3, 6-二酮、β-胡萝卜苷等。脂肪酸及其酯类广泛分布于角花胡颓子植物果实和种子中，饱和脂肪酸的含量很低，主要为不饱和脂肪酸，如亚油酸和亚麻酸等，具有很高的营养价值和药用价值。胡颓子属植物中的生物碱主要是羟吲哚类和 β-咔啉类。众多研究表明胡颓子属植物还含有酚类、鞣质、木脂素、有机酸、糖苷等化合物。

【药理活性及作用机制】

（一）抗肿瘤作用

角花胡颓子果实对体外胃癌细胞 SGC-7901 增殖影响的实验结果表明，口服胡颓子果实水煎液的 Wistar 大鼠血清对胃腺癌细胞增殖有显著抑制作用，且存在明显的量效关系，1000mg/kg 剂量组的血清对 SGC-7901 细胞抑制率达 44.19%。3′-甲氧基槲皮素、山柰酚-3-O-β-D-6-O-（对羟基桂皮酰基）吡喃葡萄糖苷、葛花苷是来源于角花胡颓子叶的黄酮类化合物，MTT 法体外实验表明，这几种化合物均对体外肿瘤传代细胞 SGC-7901 和人宫颈癌细胞 HeLa 有一定的抑制作用。

有研究发现发现角花胡颓子提取物可抑制 S180 荷瘤小鼠的肿瘤生长，其机制与诱导肿瘤细胞凋亡有关。研究者通过计算抑瘤率，电镜观察肿瘤细胞超微结构、原位杂交法检测存活蛋白（survivin）mRNA 表达研究了角花胡颓子提取物诱导肿瘤细胞的凋亡机制，为其临床应用提供了依据，该试验结果表明角花胡颓子提取物抑瘤率为 39.02%，透射电镜观察到在角花胡颓子提取物作用下肿瘤细胞凋亡的形态学改变，可见凋亡细胞及典型凋亡小体形成。原位杂交法对 survivin mRNA 表达进行半定量检测。染色结果显示 survivin 表达定位于胞质，呈棕黄色，弥漫性分布。角花胡颓子提取物抑制肿瘤细胞 survivin 表达，与模型组比较，差异有统计学意义（$P<0.01$）。综上说明角花胡颓子提取物具有诱导肿瘤细胞凋亡作用，其分子机制与 survivin 表达有关。

（二）抗炎、增强免疫和镇痛作用

角花胡颓子中的齐墩果酸具有抗炎、增强免疫、抑制血小板聚集及降血糖等作用，熊果酸具有抗肿瘤、肝损伤保护、抗菌抗炎及抗病毒等作用。

杨嘉采用急性炎症模型——二甲苯致小鼠耳肿胀及皮肤毛细血管通透性增加、角叉菜胶致大鼠足趾肿胀，以及慢性炎症模型——棉球诱导大鼠肉芽组织增生的实验模型观察抗炎作用；采用紫外分光光度计测定角叉菜胶致炎足炎性渗出物中 PGE_2；用荧光分光光度计测定炎性渗出物中组胺的相对含量。结果显示角花胡颓子醇提物各剂量组对二甲苯诱发小鼠耳肿胀及皮肤毛细血管通透性均有明显的抑制作用（$P < 0.05$），且角花胡颓子醇提取的高剂量组对耳肿胀的抑制作用与阿司匹林组无显著性差异（$P > 0.05$）。角花胡颓子各剂量组在致炎后 2 小时显示出对足趾肿胀的明显抑制作用（$P < 0.05$），并持续到致炎后 4 小时。与对照组比较，角花胡颓子醇提物高、中剂量组能显著降低大鼠角叉菜胶炎性渗出物中 PGE_2 和组胺的含量（$P < 0.05$）。此外，角花胡颓子各剂量组能明显抑制棉球引起的肉芽组织增生（$P < 0.05$），且抑制效果与剂量呈正相关，高剂量组与地塞米松组比较效果相当（$P > 0.05$）。这些结果表明角花胡颓子醇提物具有显著的抗炎作用，且抗炎程度与组织中 PGE_2 和组胺含量呈负相关。

（三）抑菌作用

角花胡颓子正丁醇萃取部位对金黄色葡萄球菌和大肠杆菌有较强的抑制作用，抑菌率为 100%，石油醚萃取部位对金黄色葡萄球菌有较强的抑制作用，抑菌率大于 90%。

（四）平喘作用

角花胡颓子叶水煎剂对组胺喷雾所致豚鼠哮喘具有扩张支气管平滑肌的平喘作用，中等剂量 70%乙醇提取物及其石油醚萃取部位和水萃取部位均可显著延长组胺-乙酰胆碱氯化物所致豚鼠哮喘的潜伏期。

有研究者对角花胡颓子的平喘机制进行了探讨，采用卵清蛋白混悬液腹腔注射致小鼠哮喘，哮喘组小鼠病理切片显示：肺组织炎症细胞大量浸润，胶原蛋白大量沉积，气道杯状细胞明显增生，并且伴黏液过度分泌，严重时黏液阻塞气道。另外，支气管肺泡灌洗液（BALF）中炎症细胞总数、嗜酸性粒细胞数升高气道壁面积/支气管基底膜周径增大，与对照组比较差异有统计学意义（$P < 0.05$）；角花胡颓子醇提物高、中剂量可明显抑制炎症细胞浸润至肺组织、胶原蛋白大量沉积、气道杯状细胞明显增生及黏液过度分泌。BALF中炎症细胞总数、嗜酸性粒细胞数升高，气道壁面积/支气管基底膜周径增大，与哮喘组比较差异有统计学意义（$P < 0.05$），且高剂量组与地塞米松组无显著性差异（$P > 0.05$）。哮喘组肺组织中 TGF-β1 和 IL-4 蛋白的表达较对照组增加（$P < 0.05$）；角花胡颓子醇提物高、中剂量组肺组织中 TGF-β1 和 IL-4 蛋白的表达下降，与哮喘组比较差异均有统计学意义（$P < 0.05$）；但高剂量组与地塞米松组无显著性差异（$P > 0.05$）。这说明角花胡颓子可减轻哮喘小鼠的气道炎症和气道重塑，其机制可能与抑制肺组织中 TGF-β1 和 IL-4 蛋白的表达有关。

（五）止咳、祛痰作用

胡颓子叶正丁醇部位能明显抑制正常状态及多种致痉剂诱发的豚鼠气管平滑肌收缩，50%乙醇提取物可增强气管、支气管黏膜的分泌功能，使痰液黏度下降，易于咳出，石油醚萃取部位、水萃取部位能够延长豚鼠咳嗽的潜伏期，减少柠檬酸诱发的豚鼠咳嗽频率，并且这两个部位可使小鼠气管内酚红分泌量明显增加，具有一定的祛痰作用。

（六）降血糖、降血脂作用

胡颓子果实能降低高脂血症大鼠血清胆固醇（TC）、三酰甘油（TG）、低密度脂蛋白胆固醇（LDL-C）水平，降低活性氧（ROS）、丙二醛（MDA）水平，增强超氧化物歧化酶（SOD）、过氧化氢酶（CAT）、谷胱甘肽过氧化物酶（GSH-Px）活力，说明胡颓子果实能加强脂肪代谢，改善血流动力学的浓、黏、凝、聚状态和具有抗氧化作用，可以用于预防高脂蛋白血症、心血管内膜细胞及心肌组织的损伤。胡颓子果实能降低糖尿病小鼠空腹血糖（FBG），但作用机制研究表明其对血浆胰岛素（NS）和 C 肽（C-P）没有明显影响。这表明胡颓子果实降低血糖的作用并非通过刺激血浆胰岛素的增加完成。

（七）其他药理作用

胡颓子多糖能通过促进肠黏膜蛋白质和 DNA 合成、增强抗氧化能力、调节细胞因子异常和损伤修复作用维护肠黏膜的完整性、增强屏障作用，有效减轻小肠辐射损伤。还有研究表明胡颓子叶的正丁醇部位对豚鼠肌肉有松弛作用。

【毒理作用及不良反应】

小鼠一次灌胃的最大耐受量为 1406.277g（生药）/kg，说明角花胡颓子经口给药毒性低，临床用药安全。但过量服用会加重脾胃负担，导致消化不良，亦会引起神经衰弱或焦虑。

【临床使用禁忌】

角花胡颓子勿过量服用。

参 考 文 献

陈磊, 王琪, 隋学斌, 等, 2012. 角花胡颓子提取物对肿瘤细胞凋亡的相关检测[J]. 齐齐哈尔医学院学报, 33（23）: 3177-3178.

代黔, 王园园, 葛月宾, 等, 2013. 胡颓子叶对豚鼠离体气管平滑肌收缩功能的影响[J]. 中草药, 44（10）: 1305-1308.

付义成, 王晓静, 贾献慧, 等, 2009. 胡颓子叶正丁醇部位化学成分及其细胞毒活性初步研究[J]. 中药材, 32（12）: 1848-1850.

廖泽云, 林平, 李玉山, 等, 2007. 胡颓子多糖对小肠辐射损伤的保护作用[J]. 世界华人消化杂志,（13）: 1541-1544.

林萍, 2007. 胡颓子对人胃癌细胞增殖抑制的实验研究[J]. 时珍国医国药, 18（9）: 2148-2149.

刘建萍, 由宝昌, 梁树乐, 等, 2011. 大叶胡颓子根和叶化学成分预试的对比研究[J]. 江苏农业科学, 39（4）: 386-388.

刘建萍, 由宝昌, 张晓晖, 等, 2010. 大叶胡颓子根的化学成分预试及抗菌作用研究[J]. 江苏农业科学,（3）: 353-355.

刘建萍, 由宝昌, 张晓晖, 等, 2011. 大叶胡颓子根和茎抗菌作用的研究[J]. 时珍国医国药, 22（3）: 641-642.

陆俊, 王珺, 成策, 等, 2015. 胡颓子属植物化学成分与药理活性研究进展[J]. 中药材, 38（4）: 855-861.

王琪, 2015. 角花胡颓子提取物对荷瘤鼠肿瘤细胞凋亡的影响[C]. 北京: 第十届全国免疫学学术大会.

魏娜, 王琪, 官杰, 等, 2012. 黎药角花胡颓子提取物不同极性部位抗菌活性研究[J]. 中国医药导报, 9 (14): 35-36.

伍杨, 邓明会, 2010. 长叶胡颓子对荷瘤鼠细胞免疫功能影响[J]. 中国公共卫生, 26 (5): 576-577.

肖本见, 李玉山, 谭志鑫, 2005. 富硒长叶胡颓子果抗炎和免疫作用的实验研究[J]. 中国中医药信息杂志, 12 (8): 23-24.

杨嘉, 2012. 黎药角花胡颓子药理作用和机理及其安全性评价研究[D], 重庆: 重庆医科大学: 5.

Ge YB, Dai Q, Wan DR, et al, 2013. Relaxant effect of 1-butanol fraction from *Elaeagnus pungens* leaf through inhibiting L-type Ca^{2+} channel on guinea pig tracheal smooth muscle[J]. J Ethnopharmacol, 150 (1): 196-201.

裸花紫珠

（别名：赶风柴、节节红、饭汤叶、亚寨凡、白花茶）

  裸花紫珠（*Callicarpa nudiflora* Hook. et Arn.）为马鞭草科紫珠属的干燥叶，味苦、微辛、平，归脾、胃、肝经，作为传统中药具有止血镇痛、抗菌消炎、散瘀消肿和驱风的功效。常用于化脓性炎症、急性肝炎、烧伤或烫伤、外伤出血。原植物为灌木至小乔木，高可达 7m；老枝无毛而皮孔明显，小枝、叶柄与花序密生灰褐色分枝茸毛。叶片卵状长椭圆形至披针形，表面深绿色，干后变黑色，聚伞花序开展，苞片线形或披针形；花萼杯状，花冠紫色或粉红色，花药椭圆形，细小，果实近球形，红色，6～8 月开花，8～12 月结果。全年均可采收，除去杂质，晒干即可，以叶片多而完整、茎枝柔嫩者为佳。传统应用的裸花紫珠为野生资源，但随着近年来裸花紫珠系列产品的不断扩大生产，野生的裸花紫珠资源已出现了供不应求的状况，裸花紫珠的资源供需问题仍需解决。它分布于我国广东、广西、海南。生于平地至海拔 1200m 的山坡、谷地、溪旁林中或灌丛中，并以海南五指山产为上品。印度、越南、马来西亚、新加坡也有分布。目前针对裸花紫珠种苗繁育与栽培技术的研究在逐渐开展，部分企业、科研院所也建立了良好农业规范（GAP）水平的裸花紫珠种植基地，形成了一定规模的种植。本品为南方药材之一，是一种重要的黎药。多地建立了种植基地，临床所用制剂高达十几种。

【黎族民间及现代应用】

（一）民间应用

1. 治疗肠胃出血 干紫珠叶末 15～25g。调冷开水，每 4 小时服 1 次。
2. 治扭伤肿痛 裸花紫珠鲜叶捣烂外敷。

（二）现代应用

  1. 裸花紫珠以单味药成药，剂型有胶囊、片剂、散剂和冲剂，为临床常备药物，主要用于烧、烫伤外用救治和术后出血内服恢复，尤其适用于妇科的产后恢复。裸花紫珠胶囊是一种比较常见的药物，而且裸花紫珠胶囊有消炎、解毒、止血、收敛的作用，可以用于细菌感染引起的炎症，治疗急性肝炎、呼吸道和消化道出血。

  2. 可用裸花紫珠不同剂型不同使用方法进行止血，如可内服、注射及局部外用，制成粉剂应用时每次口服 1～2g，每日 3 次；或每次 1～5g，每日 6～10g。亦可局部外用，治疗鼻出血、创伤出血，以及拔牙后出血。可用提取物的干燥品配成 10%溶液，再制成止血纱布，用于各种手术止血。以紫珠草叶经乙醇提取制成，每 2mL 相当于生药 2g 的注射剂，肌内注射每次 2mL，每日 2 次。此外，还可制成煎剂、片剂等服用。上述各种制剂，临床用于各种疾病引起的咯血、呕血、衄血、牙龈出血、尿血、便血、功能失调性子宫出血、外伤出血，以及各种手术创面渗血等，均有止血效果。外伤出血时，用裸花紫珠叶适量，研粉撒患处。

【常用复方及药对】

1. 飞机草配伍裸花紫珠用于止血抗炎。
2. 裸花紫珠胶囊联合缩宫素使用可减少药物流产后阴道出血。

【活性成分研究】

迄今为止，从裸花紫珠中发现的化学成分主要类型有黄酮类、二萜类、三萜类、苯丙素类、酚酸类、环烯醚萜类及其苷类和甾醇等。其中，从化合物报道频次和含量角度出发，认为三萜及其苷类、黄酮类和苯丙素苷类为其主要成分。三萜类化合物是裸花紫珠的主要成分之一，裸花紫珠含有较多的以梓醇为母核的环烯醚萜、倍半萜，以五环三萜及其苷类较多，并以乌苏烷型和齐墩果烷型三萜为基本骨架，具备 2α-羟基、12-烯、19α-羟基、二十八酸的基本结构，28 位的羧基多糖苷化形成三萜皂苷。然而，虽然裸花紫珠中分离获得的三萜类成分较多，但在质量控制研究中很少以该类化合物作为指标成分。从裸花紫珠中分离得到 26 个黄酮类化合物，包括黄酮和黄酮醇及其苷类。黄酮类化合物多以木犀草素为母核，形成糖苷化或者酚羟基甲氧基化的衍生物，苷化时所连接的单糖有葡萄糖；二糖有葡萄糖和鼠李糖，以 1→6 位连接；三糖有葡萄糖、鼠李糖和木糖，以 1→6→4 位连接。黄酮类作为裸花紫珠的特征成分，是高效液相色谱法（HPLC）检测其质量时的常用指标成分。目前从裸花紫珠中分离到 18 个苯丙素类化合物，主要有苯丙素苷类化合物、木脂素、类木脂素、香豆素和苯丙酸。毛蕊花糖苷和连翘酯苷 B 在采用高效液相色谱法和超高效液相色谱法（UPLC）评价裸花紫珠质量时，常被选定为指标成分，以完成多个有效成分联合检测。研究还发现裸花紫珠中含有挥发油类成分，但因含量不如其他成分高，尚未对其进行深入研究。

【药理活性及作用机制】

（一）止血作用

民间俗语"云南白药，海南黑药"中的"黑药"指的就是裸花紫珠。对裸花紫珠醇提取物、裸花紫珠总黄酮和裸花紫珠片进行研究，发现这三种药物均能在一定程度上缩短小鼠的出血时间和凝血时间，如裸花紫珠总黄酮能明显缩短小鼠断尾出血时间和凝血时间，裸花紫珠正丁醇提取物具有明显的止血作用，其止血作用的机制之一是促进血小板 PI3K/Akt 信号转导、刺激血小板的活化，并且可能通过影响内源性凝血途径发挥止血作用。醇提物经大孔树脂处理后的乙醇洗脱部位是裸花紫珠的止血活性成分，苯丙素苷类成分可能是裸花紫珠止血作用的主要活性成分。在血液流变学的影响研究中，使用裸花紫珠后大鼠体内血栓质量与空白对照组相比明显减轻，经相关指标检测后发现其具有抗血栓形成，降低全血黏度和血细胞比容，改变血液浓、黏、凝、聚状态及抑制血小板聚集等作用。

（二）广谱抑菌作用

裸花紫珠具有广谱抗菌作用，对革兰氏阴性菌和阳性菌都有抑制作用，如对金黄色葡萄球菌、伤寒沙门菌、肺炎双球菌、大肠杆菌、志贺菌甚至铜绿假单胞菌均有不同程度的抑制作用。抑菌试验中发现，裸花紫珠片对金黄色葡萄球菌、伤寒沙门菌的抑制作用最强，裸花紫珠挥发油对金黄色葡萄球菌和白念珠菌高度敏感，对大肠杆菌中度敏感，对金黄色葡萄球菌的抑制效果与链霉素、庆大霉素及四环素近似，但不及红霉素；对铜绿假单胞菌的抑制效果与新霉素近似，但不及庆大霉素；对大肠杆菌的抑制效果与青霉素、土霉素、多黏霉素近似，说明其效能较高。

（三）抗炎作用

在研究中发现裸花紫珠总黄酮、水煎液、裸花紫珠片均有抗炎作用，裸花紫珠总黄酮和水煎煮液对二甲苯所致小鼠耳廓肿胀和角叉菜胶引发炎症所致大鼠足趾肿胀均具有明显抑制作用，裸花紫珠片可明显抑制二甲苯所致小鼠耳肿胀、大鼠卵清蛋白所致足趾肿胀形成及冰醋酸所致小鼠腹部毛细血管通透性增加，说明裸花紫珠有较强的抗炎作用。以标记液体闪烁计数法进行的作用机制研究中发现，紫珠属植物的醇提物对抗炎靶标 PDE4 具有明显的体外抑制作用，其中裸花紫珠对靶标蛋白 PDE4D2 的抑制率非常高，说明紫珠属植物提取物通过抑制 PDE4 发挥抗炎作用。

（四）对肿瘤细胞的细胞毒作用

裸花紫珠黄酮类化合物整体显示出对肺癌细胞 A549、宫颈癌细胞 HeLa 和乳腺癌细胞 MCF-7 不同程度的抑制作用。裸花紫珠中的环烯醚萜类化合物对慢性白血病骨髓内 K562 细胞系具有一定的抑制作用。木犀草素（M029）和芹菜素（M040）是裸花紫珠的两种主要化学成分，木犀草素可明显降低人肝癌细胞 HepG2 的体外侵袭、迁移及黏附能力，芹菜素对胃癌细胞 SGC-7901 的生长具有明显抑制作用。自噬是抗肿瘤药的重要机制之一，在相关研究中发现，随着芹菜素浓度增加和作用时间延长，芹菜素处理后的细胞逐渐出现自噬囊泡和自噬溶酶体，说明芹菜素可以诱导胃癌细胞 SGC-7901 发生自噬。

（五）抗氧化作用

紫珠属药材中总酚、总黄酮含量与其抗氧化活性（除抗脂质过氧化外）呈正相关。裸花紫珠醇提物、醇提物的水部位、正丁醇部位、乙酸乙酯部位和化合物木犀草素、木犀草苷、毛蕊花糖苷具有较强的抗氧化活性。

（六）保肝作用

有研究从裸花紫珠中分离得到 4 个新的三萜皂苷和 3 个已知化合物，并运用 MTT 比色法，对得到的 7 个化合物进行了 D-半乳糖胺诱导肝脏毒性的保护作用研究，结果显示化合物 111、112、113 对 D-半乳糖胺诱导的大鼠肝毒性具有明显的改善作用，同时显示化合物 111 的保肝活性大于临床上用于治疗慢性肝炎所致氨基转移酶升高的双环醇。有体外实验表明从裸花紫珠中分离出的化合物对 WBF344 大鼠肝上皮干细胞 D-半乳糖胺诱导的肝毒性具有明显的改善作用。

（七）改善记忆、神经保护作用

有研究对分离得到的化合物进行神经突生长的生物测定实验，结果显示其从裸花紫珠分离得到的 8 种化合物均表现出增强 PC12 细胞神经生长因子介导的神经突生长的活性，表明这些具有生物活性的二萜类化合物有治疗神经退行性疾病、阿尔茨海默病和其他神经系统疾病的作用。有学者研究裸花紫珠对记忆障碍小鼠神经元的保护作用，通过对小鼠海马区和齿状回神经元造成较严重的损伤造模，结果显示给予裸花紫珠片后可以改善小鼠海马区和齿状回神经元的损伤。

【毒理作用及不良反应】

裸花紫珠全草对小鼠及犬的急性毒性试验证明，裸花紫珠无明显毒性，不引起溶血反应，但局部刺激性较大，静脉注射可引起血栓形成。

总体来说，裸花紫珠片的副作用小，且使用方便，临床使用暂时未发现严重副作用，但是由于其治疗疾病较为特殊，建议患者在相关医生的指导下使用。

参 考 文 献

蔡金平，董琳，盛琳，等，2013. HPLC 同时测定裸花紫珠药材中毛蕊花糖苷和木犀草素[J]. 中国实验方剂学杂志，19（1）：81-84.

陈德金，祝晨蔏，林朝展，等，2011. HPLC 法测定裸花紫珠片中毛蕊花糖苷及连翘酯苷的含量[J]. 中成药，33（3）：449-452.

董琳，关薇薇，盛琳，等，2014. HPLC 同时测定裸花紫珠中 4 种黄酮[J]. 中国实验方剂学杂志，20（3）：52-55.

广东植物研究所，1977. 海南植物志：第 4 卷[M]. 北京：科学出版社.

胡华平，韩雅莉，张峰，等，2008. 木瓜黄酮的提取及其紫外光谱特征[J]. 现代食品科技，24（3）：250-252.

胡蓉，姚闽，李玉云，等，2009. HPLC 法测定裸花紫珠药材中木犀草素的含量[J].中药新药与临床药理，20（3）：271-272.

李才堂，文萍，郭琦丽，等，2012. HPLC 测定裸花紫珠药材中毛蕊花糖苷的含量[J]. 中国实验方剂学杂志，18（1）：84-86

梁纪军，徐凯，李留法，等，2009. 裸花紫珠总黄酮的抗炎、止血作用研究[J]. 现代中西医结合杂志，18（26）：3161-3162.

刘明生，杨卫丽，2008. 黎药学概论[M]. 北京：人民卫生出版社：165-167.

刘幼娴，谷陟欣，卢凤来，等，2014. 不同采收期裸花紫珠的 HPLC 指纹图谱研究[J]. 广西植物，34（2）：174-178.

邵军，陈伟康，马双成，等，2014. UPLC 法同时测定裸花紫珠中 5 种类黄酮类成分[J]. 中草药，45（10）：1473-1476.

王杰，罗晨媛，王珊，等，2016. 裸花紫珠正丁醇提取物止血作用及其机制研究[J]. 中药药理与临床，32（3）：99-102.

尹玉锦，王锡琴，2009. 裸花紫珠片促进痔瘘术后创面愈合的疗效观察[J]. 山东中医杂志，28（10）：696-697.

郑东昆，陈伟康，马双成，等，2015. 裸花紫珠指纹图谱研究及 10 种成分的含量测定[J]. 中国中药杂志，40（9）：1776-1782.

中国医学科学院药用植物资源开发研究所，中国医学科学院药物研究所，1994. 中药志：第 5 册[M]. 北京：人民卫生出版社.

Jones WP，Kinghom AD，2008. Biological active natural products of the genus *Callicarpa*[J]. Curr Bioact Compd，4（1）：15-32.

牛 耳 枫

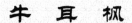

（别名：老虎耳、假楠木、牛耳铃、猪领木、南岭虎皮楠、岭南虎皮楠）

牛耳枫，是虎皮楠科虎皮楠属植物，为交让木科植物牛耳枫（*Daphniphyllum calycinum* Benth.）的根和叶，味辛、苦，性凉，归大肠经，具有清热解毒、活血舒筋的功效。常用于感冒发热，扁桃体炎，风湿关节痛，跌打肿痛，骨折，毒蛇咬伤，疮疡肿毒。原植物为常绿灌木，高 1～5m。单叶互生，叶柄长 3～15cm；叶片宽椭圆形至倒卵形，长 10～15cm，宽 3.5～9cm，先端钝或近圆形，有时急尖，基部宽楔形或近圆形，全缘，边缘背卷，上面绿色，背带粉绿，有白色细小乳头状突起；侧脉明显。总状花序腋生；单性，雌雄异株；花小，无花瓣，花被萼状，宿存；雄花花梗长 1.2cm，花被片 3～4 片，雄蕊 9～10 枚，长约 4mm，花丝极短，药隔发达，大于花药；雌花花梗长 5～6mm，花被片同雄花；子房为不完全的 2 室，花柱短，柱头 2 分枝。核果卵圆形，长约 1cm，被白粉，有种子 1 颗。花期 4～6 月，果期 6～10 月。牛耳枫作为我国传统的民间药用植物，分布于江西、福建、广东、广西、海南、云南等地，是海南的道地药材，海南乐东、陵水至万宁、琼中一带产有牛耳枫，是常用黎药之一。

【黎族民间及现代应用】

1. 祛风止痛，解毒消肿。主风湿骨痛，疮疡肿毒，跌打骨折，毒蛇咬伤。
2. 治跌打后遗筋缩。
3. 清热解毒，活血化瘀，消肿止痛。主外感发热，咳嗽，咽喉肿痛，胁下痞块，风湿骨痛，跌打损伤。用牛耳枫煎汤内服或外用适量，煎水洗。

【常用复方及药对】

牛耳枫配伍辣蓼，制成成方制剂枫蓼肠胃康颗粒，具有清热、除湿、化滞的功效。用于急性胃肠炎，属伤食泄泻型及湿热泄泻型者，症见腹痛腹满、泄泻臭秽、恶心呕腐或有发热恶寒、苔黄脉数等。亦可用于食滞胃痛而症见胃脘痛、拒按、恶食欲吐、嗳腐吞酸、舌苔厚腻或黄腻、脉滑数者。

【活性成分研究】

目前对牛耳枫中化学成分研究最多的是生物碱，国内外学者已经从牛耳枫植物中提取分离出多种生物碱，主要包括牛耳枫碱和灰青次碱，并对其化学结构和功效进行了一系列研究。这些生物碱与从其他虎皮楠属植物中分离出的生物碱统称为虎皮楠生物碱。邸迎彤从牛耳枫枝叶中共分离鉴定出 13 个虎皮楠生物碱，其中 4 个为新化合物，这些化合物涉及的骨架类型包括 daphnane 型、secodaphnane 型、yuzurimine 型、daphnilactone 型、calyciphylline A 型及一种新的骨架类型 calydaphninone 型。朱文良等从牛耳枫的茎叶乙醇浸提物中分离得到了 8 个生物碱，分别鉴定为 methyl homoseco daphniphyllate、daphnezomine M、calydaphnidine E、calyciphylline F、calyciphylline B、deoxycalyciphylline B、daphnicyclidin H 和 macropodumine C。有实验采用各种色谱方法从牛耳枫茎叶乙醇浸提物中分离提取到 16 种生物碱，生物碱种类之多由此可见。

黄酮类化合物主要存在于牛耳枫的乙酸乙酯萃取部。有研究报道分离得到的 2 个黄酮苷化合物，分别为芸香苷和新橙皮苷。张小坡等首次从牛耳枫枝叶中分离出槲皮素和芦丁。何远景等采用高效液相色谱法测定得出牛耳枫药材中芦丁的平均含量为 1.58mg/g。有实验从牛耳枫果实甲醇提取物中分离出 5,7-二羟基色原酮、5,7,4'-三羟基-3'-甲基黄酮、山奈酚、木犀草素、槲皮素，这些黄酮类化合物除槲皮素外，其他 4 个均为首次从该植物中分离得到。李海龙等以芦丁为对照，采用分光光度法测定牛耳枫药材中总黄酮含量，总黄酮的平均含量为 46.18mg/L。

有研究发现牛耳枫的枝叶中含有羽扇豆酮、胡萝卜苷和 β-谷甾醇等。李晶晶等采用柱层析和重结晶等分离技术，首次从牛耳枫果实甲醇提取物的乙酸乙酯萃取物中分离得到了对甲氧基苯甲酸、对羟基苯甲醛、对羟基苯甲酸、反式对羟基肉桂酸、3,4-二羟基苯甲酸这 5 个化合物。

【药理活性及作用机制】

（一）抗菌作用

有研究以褐飞虱、水稻纹枯病菌、番茄白绢病菌、香蕉枯萎病菌及粉纹夜蛾卵细胞系（Hi-5 细胞系）为靶标生物，测定了牛耳枫叶的甲醇粗提物及其萃取物的生物活性。结果表明，乙酸乙酯萃取物对上述 3 种植物病原菌和 Hi-5 细胞系均表现出显著的生物活性。继而从牛耳枫果实甲醇提取物的乙酸乙酯萃取物中分离得到 10 个已知化合物，发现这 10 个化合物分别对水稻纹枯病菌、番茄白绢病菌和香蕉枯萎病菌 3 种植物病原菌具有抑菌活性。

（二）抗胆碱酯酶作用

王永丽等从牛耳枫乙酸乙酯部位和正丁醇部位分离得到 7 个化合物，采用超高效液相色谱-串联质谱（UPLC-MS/MS）方法测定化合物的抗乙酰胆碱酯酶（AChE）及丁酰胆碱酯酶（BChE）活性，其中化合物 deoxycalyciphylline B 和 deoxyisocalyciphylline B 具有抗乙酰胆碱酯酶活性，IC_{50} 分别为（128.83±21.41）μmol/L 和（56.15±11.02）μmol/L；化合物 secodaphniphylline、deoxycalyciphylline B、calyciphylline A 和 deoxyisocalyciphylline B 具有抗丁酰胆碱酯酶活性，IC_{50} 分别为（0.31±0.15）μmol/L、（54.53±3.33）μmol/L、（811.17±22.49）μmol/L 和（8.13±0.78）μmol/L。由此说明牛耳枫具有被开发为胆碱酯酶抑制剂的潜力。

（三）抗肿瘤作用

王永丽对从牛耳枫中提取的多种生物碱进行体外抗肿瘤活性筛选和机制研究，通过采用 MTT 法检测牛耳枫生物碱对人宫颈癌细胞株、人肺腺癌细胞株、人乳腺癌细胞株、肝癌细胞株和人神经胶质瘤细胞株 5 种肿瘤细胞株的体外抗肿瘤活性；采用瑞氏-吉姆萨染色光学显微镜观察、二乙酸荧光素/碘化丙啶（FDA-PI）双染荧光显微镜观察、DNA 琼脂糖凝胶电泳、Annexin V-FITC/PI 双染流式细胞仪检测及蛋白酶学分析等手段，在细胞、分子水平初步研究抗肿瘤活性较好的化学成分牛耳枫生物碱 2 对敏感瘤株 HepG2 细胞的抗肿瘤作用机制；采用 MTT 法检测牛耳枫生物碱 2 对小鼠静止及丝裂原激活的脾淋巴细胞增殖的影响，探索牛耳枫生物碱 2 对机体免疫毒理作用。结果表明：牛耳枫生物碱 2 在体外具有较强的抗肿瘤活性，其对 HeLa、A549、MCF-7、HepG2 和 U-251 这 5 种肿瘤细胞株均有一定的抑制作用，其中对 HepG2 细胞增殖的抑制作用最强，其 24 小时、48 小时和 72 小时的 IC_{50} 值分别为（5.3±0.1）μg/mL、（1.3±0.0）μg/mL 和（0.13±0.1）μg/mL，且具有量效和时效关系。作用机制研究中发现牛耳枫生物碱 2 抗肿瘤作用机制并非通过激活胱天蛋白酶诱导肿瘤细胞凋亡，可能通过 paraptosis 途径引起肿瘤细胞死亡。牛耳枫生物碱 2 对静止的小鼠脾细胞及丝裂原活化的脾细胞增殖均有明显的抑制作用，说明其具有免疫毒理作用。

（四）其他药理作用

牛耳枫中的黄酮类化合物药理活性应用广泛。例如，芦丁具有抗炎、抗病毒和抑制醛糖还原酶的作用，是治疗高血压、胃病、皮肤病、糖尿病和心血管疾病等的良药。主要存在于牛耳枫果实中的木犀草素，对金黄色葡萄球菌和枯草芽孢杆菌具有较强抑制活性，对人白血病细胞 HL-60 内蛋白激酶 C（PKC）也具有很强的抑制活性。山奈酚作为较为常见的黄酮类化合物也表现出一定的抗病活性，目前主要用于防治心脑血管疾病的银杏制剂主要成分之一就是山奈酚。

【毒理作用及不良反应】

牛耳枫油提取物具有小毒，毒理机制尚不明确。

【临床使用禁忌】

孕妇忌服。

参 考 文 献

白海云，胡立宏，2004. 两种中药虎皮楠和交让木的化学成分研究[J]. 有机化学，24（z1）：385.
曹志然，王永丽，戎瑞雪，等，2012. 牛耳枫生物碱 F21 对 HepG-2 细胞的抑制作用及机制[J]. 中国药理学与毒理学杂志，26（1）：63-67.
陈媚，韩丽娜，刘以道，等，2016. 牛耳枫研究进展[J]. 热带农业科学，36（1）：21-24.
邸迎彤，2007. 虎皮楠科生物碱和楝科四降三萜化学成分研究[D]. 昆明：中国科学院昆明植物研究所.
方圣鼎，周围，陈嬿，等. 1964. 野生油料植物中有毒成分的化学研究——Ⅰ. 牛耳枫中新生物碱的分离[J]. 化学学报，30（3）：270-274.
国家中医药管理局《中华本草》编委会，1999. 中华本草：第 4 卷[M]. 上海：上海科学技术出版社：865-867.
何远景，陈国彪，张金花，2007. 高效液相色谱法测定牛耳枫中芦丁的含量[J]. 中国热带医学，7（11）：2105-2106.
李晶晶，曾东强，2013. 牛耳枫叶甲醇粗提物的生物活性及化学成分研究[J]. 广西大学学报（自然科学版），38（3）：559-568.
李震宇，郭跃伟，2007. 虎皮楠生物碱研究进展[J]. 有机化学，27（5）：565-575.
刘明生，杨卫丽，2008. 黎药学概论[M]. 北京：人民卫生出版社：41-42.

王祝年，肖邦森，2009. 海南药用植物名录[M]. 北京：中国农业出版社：1.

翁春雨，任军方，张浪，等，2013. 海南药用植物资源概述[J]. 安徽农学通报，19（17）：87-88.

张俊清，戴水平，杨卫丽，等，2009. 海南黎药资源调研现状分析[J]. 海南医学院学报，15（3）：201-204.

张小坡，张俊清，裴月湖，等，2011. 黎药牛耳枫化学成分研究[J]. 中国现代中药，13（10）：26-29.

郑勉，闵天禄，1980. 中国植物志[M]. 北京：科学出版社，45（1）：1，11.

朱文粮，罗都强，刘召阳，2010. 牛耳枫中生物碱的研究[J]. 天然产物研究与开发，22（6）：1024-1027.

Kong NC，He HP，Wang YH，et al，2007. Daphnimacropodines A-D，alkaloids from *Daphniphyllum macropodum* [J]. J Nat Prod，70（8）：1348-1351.

Li ZY，Chen P，Xu HG，et al，2007. Macropodumines D and E，two new alkaloids with unusual skeletons from *Daphniphyllum macropodum* Miq[J]. Org Lett，9（3）：477-480.

Yang S P，Yue J M，2004. First diamino daphniphyllum alkaloid，daphnipaxinin，with an unprecedented heterohexacyclic skeleton from *Daphniphyllum paxianum*[J]. Org Lett，6（9）：1401-1404.

Yang SP，Yue JM，2003. Two novel alkaloids with a unique fused hexacyclic skeleton from *Daphniphyllum subverticillatum*[J]. J Org Chem，68（21）：7961-7966.

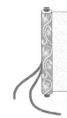

山 苦 茶

（别名：鹧鸪茶、禾姑茶、毛茶）

山苦茶是大戟科野桐属植物山苦茶 [*Mallotus furetianus*（Bail.）Muell-Arg.] 的干燥叶。在海南有上千年的食用历史，味甘、性辛温，具有清热解毒、消食利胆、降压、减肥、健脾、养胃之效，被历代文人墨客誉为"灵芝草"。山苦茶为海南民间常用饮品，具有悠久的饮用史，主要分布于海南的山区、丘陵及沿海地区，尤以万宁东山岭为盛，是海南一种极具民族特色和地域特色的代茶饮料植物和药用植物。

【黎族民间及现代应用】

山苦茶被民间广泛用作解油腻、助消化的保健饮料，用山苦茶与绿茶和杭白菊制成复合饮料。山苦茶具有明显的清热解毒、消炎、利胆、解油腻、助消化、抗菌抗病毒、抗氧化、镇痛等功效。

【活性成分研究】

山苦茶含有丰富的酚酸、多糖、三萜、生物碱、无机元素等药效成分，具体研究如下。

1. 多酚类化合物研究　有研究者将山苦茶用 50%乙醇提取分离纯化得到了 15 个多酚类化合物和 1 个生物碱，分别鉴定为 3-羟基-4, 5(*R*)-二甲基-2(5H)-呋喃酮、没食子酸、表儿茶素、山柰酚-3-*O*-洋槐糖苷、儿茶素、2-羟基丁二酸、洋芹素、5-羟甲基糠酸、没食子酸甲酯、咖啡酸、丹参素、3, 4-二羟基苯基-β-D-吡喃葡萄糖苷、焦谷氨酸。

2. 有机酸类化合物研究　郭玲等通过气相色谱-质谱（GC-MS）-计算机联用技术对海南山苦茶叶中的低极性油状物质进行分离，得到了多种有机酸及其酯类成分，分别占总含量的 10.63%和 34.91%。

3. 茶多酚成分研究　将山苦茶用乙醇回流提取，滤过后滤液真空干燥，得到提取物 1 和提取物 2，通过溶剂萃取法和离子沉淀法对提取物进行精制并经薄层色谱法、紫外扫描法、气相色谱法及高相液相色谱法进行结构分析。紫外扫描图谱与茶多酚紫外扫描图谱峰形一致。高效液相色谱分析显示，提取物 1 中色谱峰与茶多酚的保留时间一致，成分分别为表没食子儿茶素、表没食子儿茶素没食子酸酯和表儿茶素没食子酸酯，根据面积归一化法计算，3 个成分的含量分别为 9%、58%和 22%。而提取物 2 的色谱峰与茶多酚也存在共有峰。不论采取离子沉淀法还是溶剂萃取法精制的山苦茶提取物，均存在茶多酚成分。

4. 氨基酸成分研究　将山苦茶叶采用 0.1mol/L 的盐酸 10mL 和甲醇 40mL 水浴回流提取后采用 OPA-FMOC 柱前衍生反相高效液相色谱法进行分离和含量测定。结果表明，山苦茶植物叶中总游离氨基酸的含量约为 0.2%，包括脯氨酸、丙氨酸、谷氨酰胺、天冬酰胺及多种必需氨基酸等，其中脯氨酸的含量最高，约占总游离氨基酸的 57.8%，人体必需氨基酸约占总游离氨基酸的 18.7%。

5. 萜类及苷类成分研究　通过大孔吸附树脂柱层析、硅胶柱层析及反相高效液相层析法从山苦茶植物的叶中分离得到 10 个化合物，其中包括木栓酮、木栓醇、β-谷甾醇等萜类化合物、(6*S*, 9*R*)-6-羟基-3-酮-α-紫罗兰醇-9-*O*-β-D-葡萄糖苷、(*Z*)-3-己烯醇-β-D 葡萄糖苷等苷类及 3, 4, 8, 9, 10-五羟基-二苯并[b, d]吡喃-6-酮、3-羟基-4, 5(*R*)-二甲基-2(5H)-呋喃酮等苯丙素及其苷类。

6. 无机元素成分研究　将山苦茶叶用 10mL 硝酸样品浸泡过夜，120～130℃消化 2～3 小时后加高氯酸消化至无色透明，采用等离子发射光谱仪进行测定。结果测得山苦茶植物的叶中含有 9 种元素，包括钙、镁、铝、锰、磷、铁、锌、铜和锶等。其中钙、镁、磷、铝的含量相对较高，分别为 16.535mg/g、5.722mg/g、1.086mg/g、0.594mg/g。采用电感耦合等离子原子发射光谱法对不同产地山苦茶叶的元素含量进行了测定，结果表明山苦茶叶中 14 种元素含量由高到低分别为钾、钙、镁、钠、硫、磷和微量元素钡、锰、铁、锌、铜、铬、钼、铍。

【药理活性及作用机制】

（一）促进胆囊兴奋、利胆作用

用 95%热乙醇提取山苦茶干燥簇叶，制备成含生药 33.7%的山苦茶酊，与小磨麻油、乳化剂吐温 80 和纯化水以 1∶1∶1∶8 的比例配制成山苦茶乳剂。研究中将大鼠分为 3 组，分别给予 5 %和 10%的山苦茶乳剂及基质乳剂，以小号塑料软管插入大鼠胆总管引流胆汁。结果显示 10%和 5%山苦茶乳剂组用药前后胆汁流量差异明显大于对照组，表明不同浓度的山苦茶乳剂均具有利胆作用，且以 10%山苦茶乳剂较为明显。另外一项研究考察了山苦茶醇提取物对小鼠小肠和豚鼠胆囊平滑肌的作用。结果显示，与对照组比较，不同剂量的山苦茶乳剂可明显抑制小鼠小肠的推进运动作用，且存在明显的量效关系；2.9%的山苦茶乳剂可显著抑制乙酰胆碱、5-羟色胺等激动剂对离体回肠的兴奋作用，其中以对抗乙酰胆碱的作用最为明显；山苦茶乳剂可明显提高乙酰胆碱、组胺等激动剂对豚鼠离体胆囊的兴奋作用，且以提高组胺的作用最为明显，试验数据表明山苦茶乳剂具有明显促进胆囊排空作用，且呈明显量效关系。王九辉等将豚鼠离体胆囊肌条置于恒温浴槽中，分别加入山苦茶的不同提取部位，比较其对肌条张力的影响，并采用胆总管插管引流的方法观察各部位对大鼠胆汁分泌的影响。结果显示山苦茶提取部位 B 和 D 对胆囊肌条呈剂量依赖性收缩作用，并可显著促进大鼠的胆汁分泌。结果表明，山苦茶提取物具有明显的利胆作用。另有研究表明山苦茶提取物可通过增加前列腺素的释放及直接作用于钙通道对豚鼠离体胆囊产生收缩作用。

（二）降血脂、抗动脉粥样硬化作用

研究者给大鼠一次性腹腔注射维生素 D 370 万 U/kg，并给予高脂饮食建立动脉粥样硬

化模型，考察山苦茶组分 B 和 D 对动脉粥样硬化大鼠血管内皮功能的影响。结果显示，对 DPPH 自由基清除能力的比较中，山苦茶组分 B 抗自由基能力强于维生素 C，山苦茶两个组分相比，组分 B 强于组分 D；山苦茶组分 B 和 D 及维生素 E 均可明显增加动脉粥样硬化大鼠 SOD 和 NOS 的活性，降低 MDA 水平，其中以山苦茶组分 D 对 SOD 和 MDA 的影响最为显著，而低剂量组分 B 对 NOS 的影响最为显著；此外，山苦茶组分 B 和 D 及维生素 E 均可明显改善动脉粥样硬化大鼠乙酰胆碱引起的内皮依赖性血管舒张作用，其中以组分 D 的作用最为明显。另一项研究采用乙醇提取山苦茶的干燥叶后，分离得到组分 A（MfA）和组分 B（MfB），考察了两个组分对动脉粥样硬化大鼠的影响。结果显示，给予维生素 E、MfA、MfB 能够增加胆汁中总胆红素的分泌，降低三酰甘油（TG）、总胆固醇（TC）、低密度脂蛋白胆固醇（LDL-C）水平，增加高密度脂蛋白胆固醇（HDL-C）与 LDL-C 的比值，改善动脉粥样硬化大鼠的组织改变，减少胸主动脉的动脉中层内膜厚度。MfA 在降低三酰甘油水平、MfB 在降低总胆固醇水平方面更为有效。

（三）抗氧化作用

有研究者通过颈背部皮下注射 D-半乳糖诱导衰老模型，来研究山苦茶提取物对衰老小鼠脑组织抗氧化能力的影响，以维生素 E 作为阳性对照组，山苦茶提取物采用高、中、低三个剂量组，以等体积羧甲基纤维素钠作为空白对照，对小鼠进行灌胃，考察各组处理方法对小鼠脑组织中 SOD、CAT、GSH-Px 活性及 MDA 含量的影响。结果表明，模型组小鼠的 MDA 含量明显上升，且 SOD、CAT 和 GSH-Px 活性明显降低；经维生素 E 和各剂量山苦茶提取物处理的小鼠 MDA 含量明显降低，CAT 的活性明显升高，山苦茶提取物中剂量和高剂量组小鼠的 SOD 和 GSH-Px 活性明显升高。山苦茶提取物可明显提高衰老小鼠脑组织的抗氧化能力，有学者在猪油中添加不同剂量的山苦茶浸出物对山苦茶的抗氧化功能进行研究，对其清除氧自由基和作为油脂抗氧化剂的可能性进行探讨。结果显示，不同添加量的山苦茶浸出物对猪油的氧化均有一定的抑制作用，并且随着添加量的增加，抗氧化能力逐渐增强；对维生素 C、柠檬酸的抗氧化起到协同增效作用；对山苦茶浸出物进行抗氧化能力考察发现，随着添加量的增加，山苦茶浸出物对羟基自由基和 DPPH 自由基的清除率明显升高，当山苦茶浸出物的量达到 0.5% 时，对羟基自由基的清除率可达 50.3%，对 DPPH 自由基的清除率可达 43.5%，同样剂量山苦茶浸出物对超氧阴离子的清除率可达 51.0%。有学者研究发现热水浸提山苦茶多糖的最佳工艺为浸提时间 30 分钟，浸提温度为 70℃，液料比 20∶1（mL/g），浸提次数 2 次，多糖得率为 1.55%。浸提温度对茶多糖得率的影响显著，时间、液料比和浸提次数对茶多糖得率无显著影响。用 Savag 法除蛋白后结合复合蛋白酶脱蛋白效果较好。所得山苦茶多糖具有一定的抗氧化作用，对超氧阴离子和 1,1-二苯基苦基苯肼清除率低于维生素 C。

（四）体外抑菌、抗菌作用

林海等研究了山苦茶的不同提取成分抗金黄色葡萄球菌和大肠杆菌等细菌的作用。山苦茶的水提取液成分在大部分试验中均具有一定的抑菌效果。山苦茶鲜品的抑制效果普遍高于干品，其中山苦茶干品的水提液对金黄色葡萄球菌的抑制效果最强，水提液抑菌环直径为 11mm，最小抑菌浓度（MIC）为 1∶32，对福氏志贺菌的效果次之，抑菌环直径为 11.5 mm，最小抑菌浓度为 1∶8，对铜绿假单胞菌的抑制效果最差，纸片法未见有抑菌环，稀释法的最小抑菌浓度为 1∶2。对其他细菌的抑制效果从强到弱依次为伤寒沙门菌、白色葡萄球菌、大肠杆菌。

（五）镇痛、免疫增强、提高记忆力作用

华运群等以山苦茶醇提取物制成乳剂进行镇痛试验研究，结果显示两个不同剂量的山苦茶醇提取物对小鼠扭体痛的抑制率分别为 62.3% 和 72.0%，具有明显的量效关系，同时提取物还可明显提高小鼠热板实验的阈值，也存在明显的量效关系，说明山苦茶具有明显的镇痛作用，但是效果稍弱于吗啡。闫佳等通过小鼠碳粒廓清试验和腹腔巨噬细胞吞噬试验等考察了山苦茶对小鼠非特异性免疫功能的影响。结果显示不同剂量的山苦茶水提取物处理组小鼠与对照组比较，胸腺指数、脾脏指数及单核巨噬细胞碳廓清能力、吞噬率及吞噬指数等均明显增加，表明山苦茶可通过影响小鼠的免疫器官增强机体的免疫能力，加快小鼠体内碳粒的清除速度，增强小鼠的非特异性免疫能力。刘月丽等通过建立衰老模型，采用水迷宫、跳台试验和避暗试验等考察山苦茶提取物对衰老小鼠记忆学习能力的影响。结果显示，山苦茶提取物可缩短 D-半乳糖诱导的衰老小鼠水迷宫试验中的潜伏期，增加跨越平台次数，延长跳台和避暗试验中的训练及测验潜伏期，减少错误次数，提高小鼠的学习记忆能力。

【毒理作用及不良反应】

采用山苦茶醇提物乳剂对大白鼠进行利胆和急性毒性试验，发现山苦茶乳剂无毒性反应。

【临床使用禁忌】

1. 孕妇　饮山苦茶过多，会使婴儿瘦小体弱。
2. 尿路结石者　山苦茶中的草酸会导致结石增多。
3. 便秘者　山苦茶中的鞣酸有收敛作用，能减弱肠管蠕动，加重便秘。
4. 心脏病者　饮山苦茶过多，会使心率加快，有的还可出现心律不齐。
5. 体质虚寒者　山苦茶性寒，体质虚寒、脾胃虚寒的人饮用易伤脾胃，容易引起腹泻。
6. 哺乳期妇女　山苦茶中的咖啡因可通过乳汁进入婴儿体内，使婴儿发生肠痉挛、贫血，还会影响婴儿睡眠。
7. 醉酒者　酒精对心血管刺激很大，山苦茶中的咖啡因可使心率加快，两者一起发挥作用，对心脏功能欠佳者十分危险。
8. 神经衰弱者　山苦茶中的咖啡因能使人兴奋，引起基础代谢增高，加重失眠。

参 考 文 献

陈德力，张小坡，吴海峰，等，2014. 野桐属植物化学成分及其药理活性研究进展[J]. 中草药，45（15）：2248-2264.

华运群，陈小川，吴永强，等，1992. 山苦茶的利胆作用和毒性[J]. 中国药理学通报，8（5）：334.

华运群，欧树安，2003. 山苦茶的镇痛作用[J]. 中国药理学通报，19（2）：235-236.

华运群，徐生淦，1994. 山苦茶对动物小肠和胆囊平滑肌的作用[J]. 海南大学学报：自然科学版，12（4）：331-337.

林海，麦光大，唐小山，等，1993. 山苦茶的抗菌和抗病毒作用研究[J]. 中国药科大学学报，24（3）：235-237.

林海，周升，1992. 海南山苦茶的生物学特性及其生态分布[J]. 海南大学学报：自然科学版，10（4）：32-34.

刘国民，李娟玲，王小精，等，2007. 海南鹧鸪茶的民族植物学研究[J]. 海南师范大学学报：自然科学版，20（2）：167-172.

刘侠，康胜利，张俊清，等，2007. 海南山苦茶的研究进展[J]. 中国药房，18（24）：1901-1902.

刘月丽，黄奕弟，林连波，等，2012. 海南山苦茶提取物对衰老小鼠脑组织抗氧化能力的影响[J]. 海南医学院学报，18（7）：872-874.

刘月丽，王立群，伍海涛，等，2008. 山苦茶提取物对动脉粥样硬化防治作用的研究[J]. 海南医学院学报，14（6）：608-611.

刘月丽，伍海涛，王立群，等，2008. 山苦茶提取物对动脉粥样硬化大鼠血管内皮功能的影响[J]. 中国热带医学，8（3）：384-385，389.

苏冰霞，葛会林，张艳玲，2013. 山苦茶多糖浸提和抗氧化研究[J]. 食品工业，34（10）：175-178.

王九辉，何俘，林连波，2004. 山苦茶提取物对豚鼠离体胆囊肌条的作用及其机制[J]. 中南药学，2（3）：131-133.

王九辉，李佩琼，林莲波，等，2006. 山苦茶利胆作用活性部位的筛选[J]. 中国热带医学，6（1）：23-24，66.

闫佳，李跃萍，闫庆峰，等，2012. 山苦茶对小鼠非特异性免疫功能的影响[J]. 海南医学院学报，18（5）：589-591.

闫佳，李跃萍，闫庆峰，等，2012. 山苦茶抗氧化功能研究[J]. 农产品加工·学刊，（6）：16-18.

水 蓼

（别名：辣蓼、斑蕉草、梨同草、辣柳草、蝙蝠草）

水蓼为蓼科植物水蓼（*Polygonum hydropiper* L.）的干燥全草，其味辛、苦，性温，无毒，归肝、胃、大肠经，可行滞化湿、散瘀止痛、解毒消肿、杀虫止痒。水蓼煎剂多用于治疗类风湿关节炎、胃肠炎、消化不良、痢疾、月经过多、痔疮、蠕虫病和中枢神经系统疾病。水蓼是一年生草本植物，整株一般高 40～80cm。茎直立或者倾斜，有许多分枝，主茎和分枝均无毛，茎节处膨大。叶子有短柄，为常见的披针形或椭圆状披针形，叶长 4～7cm，宽 0.5～1.5cm，顶端逐渐变尖，基部呈楔形，叶边圆润平整有毛，叶两面无毛，有褐色的小点，有的叶中脉有短硬的伏毛，味辛辣，叶腋长有受精花，受精方式为闭花受精；叶柄长 4～8mm；托叶鞘为紫褐色，呈圆筒状，长 1～1.5cm，生长稀疏，短硬有伏毛，顶端呈截过的平边状，有短的边缘毛，托叶鞘内常藏有花簇。水蓼的总花呈穗状，生长于顶端或腋端，长 3～8cm，通常呈下垂状；苞片呈绿色钟状，长 2～3mm，边缘较薄，疏生有短的缘毛，每苞内具 3～5 花；一般花梗比苞片长；花被呈绿色 5 深裂，稀 4 裂，上半部分为白色或淡红色，有黄褐色的透明腺点，花被片为椭圆形，长 3～3.5mm；瘦果为卵形，一般长 2～3mm，两面均为凸镜状或有 3 个棱，密被有小点，黑褐色，没有光泽，包于宿存的花被内。花期在 5～9 月，果实成熟期在 6～10 月。在我国南北各省均有分布，多生长在河滩、水沟边、山谷湿地，是常用的黎药之一。

【黎族民间及现代应用】

1. 治疗痢疾、肠炎 由水蓼制成水煎剂内服。

2. 治疗风湿病、跌打损伤 运用凤仙花、水蓼组方的凤仙辣蓼煎治疗风湿病和跌打损伤，效果较好。

3. 治疗皮肤病 用水蓼制成外用复方辣蓼膏治疗神经性皮炎。用辣蓼芫花枝条制剂治疗手足癣。

4. 治疗胃肠道疾病 用水蓼与枣树皮治疗急性肠炎，疗效良好。辣蓼铁苋菜汤治疗慢性结肠炎疗效良好。用枫蓼肠胃康片治疗急性胃肠炎疗效较好。

5. 治疗慢性鼻炎 应用水蓼治疗慢性鼻炎效果较好。

6. 治疗眼科疾病 用辣蓼滴眼液治疗细菌性角膜炎、病毒性角膜炎、急慢性结膜炎和眼痒病，均有效。

7. 治疗皮脂腺囊肿 应用水蓼治疗皮脂腺囊肿有较好效果。

【常用复方及药对】

水蓼配伍麦芽：水蓼全草 25～30g、麦芽 20g，水煎，用于治疗小儿疳积。

【活性成分研究】

水蓼含有黄酮类、挥发油、鞣质类、脂肪酸、三萜类、蒽醌、糖苷、蓼酸等化学成分。李梦云等采用硅胶、Sephadex LH-20 柱色谱及重结晶，对水蓼 95%乙醇提取物的石油醚、乙酸乙酯、正丁醇部位进行分离纯化，通过波谱数据鉴定所得化合物的结构。结果从中分离得到 13 个化合物，分别鉴定为 β-谷甾醇、aniba dimer A、琥珀酸、槲皮素、没食子酸、胡萝卜苷、槲皮素-3-O-β-D-葡萄糖苷、山奈酚-3-O-β-D-葡萄糖苷、槲皮素-3-O-β-半乳糖苷、山奈酚-3-O-β-半乳糖苷、豆甾-4-烯-3β, 6α-二醇、富马酸、鞣花酸。徐冉等应用硅胶、MCI、Sephadex LH-20、RP-18 柱色谱进行分离、纯化，根据理化常数和光谱分析鉴定结构，又从中鉴定出熊果酸、槲皮、芦丁、山奈酚-3-O-β-D-葡萄糖苷、绿原酸、咖啡酸、金丝桃苷几个化合物。化学成分芦丁常被用于在以高效液相色谱法（HPLC）测定其黄酮类含量中作为药材的质量控制成分之一。肖燕等采用正相硅胶柱层析、薄层色谱、Sephadex LH-20 和制备 HPLC 等方法分离纯化化合物，利用波谱技术及化合物的理化性质对化合物进行结构鉴定。结果从水蓼乙酸乙酯部位分离出 8 个化合物，分别鉴定为正十六烷醇、10-二十碳烯酸、6′-O-棕榈酰-β-胡萝卜苷、2-（2-甲基丁酰氧基）乙基-十四酸酯、flaccidine、1-[(12E, 16E)-12, 16-二十碳二烯酰基]-2-[(E, E)-7、11-十八碳二烯酰基]-3-硬脂酰基甘油、β-谷甾醇和 1-十二烷醇。

水蓼全草中鞣质含量为 3.13%，One 等从水蓼的细胞组织培养物中分离出三个儿茶素类成分，分别鉴定为儿茶素（catechin）、表儿茶素（epicatechin）、表儿茶素-3-O-五倍子酸盐（epicatechin-3-O-gallate）。Fukuyama 对水蓼的根进行了化学成分分析，从中分离出五倍子酸等物质。刘瑜新等采用索氏提取法从水蓼中提取脂溶性成分，用 GC-MS 检测其化学成分，从水蓼中分离鉴定了 16 个脂肪酸成分、2 个甾类成分和 1 个植醇，占色谱总馏分出峰面积的 92.95%，所含脂肪酸主要为油酸、亚油酸、棕榈酸等不饱和脂肪酸。

【药理活性及作用机制】

（一）抗氧化作用

研究表明，水蓼叶甲醇提取液的不同溶剂分馏组分均表现出很好的抗氧化活性，与维生素 E 比较，抗氧化性能强于维生素 E，与合成抗氧化剂丁基化羟基甲苯相当。水蓼的甲醇、乙醇及石油醚提取物对 DPPH 及 2, 2-联氮-二（3-乙基-苯并噻唑-6-磺酸）二铵盐（ABTS）自由基具有较高清除率，其中甲醇提取物的乙酸乙酯萃取物和正丁醇萃取物及皂苷成分对 DPPH 及 ABTS 自由基的清除率最高。而总酚及总黄酮对 DPPH 及 ABTS 自由基亦有显著的清除能力。将水蓼乙醇提取物经正丁醇萃取后，给予脂多糖致炎症模型的小鼠，结果显示其提高了与抗氧化相关的超氧化物歧化酶、谷胱甘肽过氧化物酶、谷胱甘肽、TNF-α、髓过氧化物酶（myeloperoxidase，MPO）的活性，降低了丙二醛含量，从而提升了总抗氧化能力。有研究对水蓼不同部位醇提取物直接进行了清除 DPPH 活性的评价，发现水蓼不同部位的提取物均有抗氧化活性，是一种良好的天然抗氧化剂。任守忠等研究发现水蓼提取物减轻无水乙醇致大鼠急性胃黏膜损伤的保护作用也与增强胃黏膜的抗氧化能力相关，水蓼提取物能提高胃黏膜组织中核因子 E2 相关因子（Nrf-2）含量和增强超氧化物歧化酶活性，促进活性氧的清除。

（二）抗炎作用

水蓼的抗炎活性通过体内外实验均得到证明，将水蓼乙醇提取物经正丁醇萃取后，给予脂多糖致炎症模型的小鼠，结果显示其能降低脂多糖对小鼠组织的病理学损伤，减少活性氧及 NO 产生。作用机制为抑制诱导型一氧化氮合酶及 COX-2 的蛋白表达和 ERK、JNK 及 c-Jun 的磷酸化，通过促进腺苷一磷酸活化蛋白激酶（AMPK）磷酸化起到抗炎作用。李明等研究表明，水蓼乙醇提取物对 HepG2.2.15 细胞乙型肝炎表面抗原（HBSAg）、乙型肝炎 e 抗原（HBeAg）的分泌有明显抑制作用，且呈一定量效关系。水蓼乙酸乙酯部分与正丁醇部位对脂多糖刺激所诱导的 RAW264.7 细胞炎症体外模型具有显著的抗炎效果，二者可明显减少脂多糖诱导的活性氧释放量，降低 RAW264.7 细胞 NO、TNF-α、IL-1、IL-6、IL-8 水平，促进 IL-10 生成。体内实验中，有研究者观察了水蓼黄酮乙酸乙酯部位对脂多糖诱导内毒素血症小鼠生化指标和炎性细胞因子的影响，实验小鼠常规被分为空白组、模型组和水蓼黄酮乙酸乙酯部分高、中、低剂量组，结果表明，与模型组比较，水蓼黄酮乙酸乙酯部分各剂量组小鼠肠组织中丙二醛、髓过氧化物酶及血清酸性磷酸酶水平降低，肝组织总抗氧化能力、总超氧化物歧化酶、谷胱甘肽过氧化物酶和谷胱甘肽、溶菌酶水平升高，血清、肠组织和肝组织 TNF-α 含量显著降低，肺组织 TNF-α、干扰素 α（IFN-α）、IFN-γ 和 IL-2 mRNA 表达显著降低，小鼠肺组织、回肠和结肠病理形态明显改善，提示水蓼黄酮乙酸乙酯部位可减轻脂多糖诱导小鼠内毒素血症的炎症反应，对机体具有保护作用。而一定浓度的水蓼黄酮正丁醇部位可增强小鼠肝脏的抗氧化防御酶促体系的活性，减少脂多糖诱导的炎性细胞因子 TNF-α、IL-1β、IL-6、IL-8 的释放，降低肺部 TNF-α、IFN-α、IFN-γ 及 IL-2 mRNA 的表达水平，减轻脂多糖诱导的内毒素血症对小鼠的损伤，提高小鼠生存率。

（三）抗菌、抑菌作用

水蓼黄酮类化合物抑菌效果较好，其中测得水蓼总黄酮对金黄色葡萄球菌最小抑菌浓度为 0.782mg/mL。王悦等通过体外实验检测水蓼挥发油的抗菌效果，结果表明，水蓼挥发油对柠檬色葡萄球菌、乙型溶血性链球菌、乙型副伤寒沙门菌、志贺菌具有显著的抑制作用。水蓼提取物抑菌活性与活性成分含量呈正相关，不同极性萃取物中以乙酸乙酯段萃取物总黄酮含量最高、抑菌活性最强，为水蓼抑制致病性大肠杆菌的活性部位。在水蓼对大肠杆菌性腹泻小鼠干预作用的研究中发现，用不同剂量水蓼干预可明显减轻大肠杆菌性腹泻小鼠十二指肠黏膜损伤；水蓼中、高剂量组可降低小鼠肠黏膜 TNF-α 和 IL-1 含量。作用机制为通过调节肠组织中 TGF-1、EGFR、Smad3 及 Smad7 mRNA 表达量，改善肠道黏膜屏障，从而对大肠杆菌性腹泻起到良好的治疗作用。因此，水蓼可作为植物源抗菌剂的开发来源。

（四）抑制胆碱酯酶活性、发挥胆碱酯酶抑制剂作用

水蓼叶乙酸乙酯馏分对乙酰胆碱酯酶（AChE）和丁酰胆碱酯酶（BChE）均具有抑制作用，采用 GC-MS 分析油样，结果显示水蓼叶和花的挥发油呈剂量依赖性发挥抗乙酰胆碱酯酶、丁酰胆碱酯酶及抗氧化活性，叶挥发油更有效。用 Ellman 法定量研究水蓼水提物对乙酰胆碱酯酶的抑制作用及对人白细胞的体外作用，发现水蓼水提物呈剂量依赖性地增加人中性粒细胞和单核细胞的吞噬活性及促进吞噬体与溶酶体融合，水提物不改变中性粒细胞的超氧阴离子释放，在体外表现出抑制乙酰胆碱酯酶活性和免疫刺激活性。

（五）抗肿瘤作用

水蓼甲醇提取物通过抑制肿瘤细胞血管新生及诱导肿瘤细胞凋亡，起到抑制肿瘤体积增大、降低肿瘤细胞数、延长小鼠寿命的效果，其抗肿瘤活性的根本机制也与水蓼内源性抗氧化相关。

（六）镇痛和降血糖作用

水蓼叶乙醇提取物可显著减少小鼠扭体反应次数，且呈现剂量依赖性，200mg/kg 提取物作用效果略逊于等剂量阳性药物（阿司匹林）；水蓼叶乙醇提物还可剂量依赖性降低小鼠血糖水平，50mg/kg 提取物的效果与 10mg/kg 阳性药（格列本脲）相当。

【毒理作用及不良反应】

水蓼食过多有毒，发心痛。

【临床使用禁忌】

水蓼勿使用过量；月经期不宜服用，会使月经量增加。

参 考 文 献

谷俐媛，陶俊宇，吴苑滢，等，2018. 辣蓼黄酮乙酸乙酯部分对脂多糖诱导内毒素血症小鼠生化指标和炎性细胞的影响[J]. 中国中医药信息志，25（4）：40-45.

谷俐媛，陶俊宇，杨剑，等，2018. 辣蓼黄酮正丁醇部分对脂多糖诱导内毒素血症小鼠的保护作用[J]. 动物医学进展，39（2）：84-90.

李梦云，马养民，乔珂，等，2017. 水蓼化学成分的研究[J]. 中成药，39（4）：769-773.

李明，刘笑甫，张可锋，2014. 辣蓼醇提液对 HepG2.2.15 细胞分泌 HBsAg 和 HBeAg 的影响[J]. 中国民族民间医药，23（13）：2-3.

罗文涓，陶俊宇，杨剑，等，2017. 辣蓼黄酮对脂多糖诱导下 RAW264.7 细胞活性氧及炎性因子分泌的影响[J]. 动物医学进展，38（8）：1-6.

罗晓韵，程轩轩，杨慧文，等，2017. 水辣蓼总黄酮的提取工艺及不同极性部位体外抑菌活性研究[J]. 中国现代中药，19（6）：839-844.

马养民，李梦云，郭林新，等，2017. 水蓼化学成分抑菌和抗氧化活性研究[J]. 陕西科技大学学报：自然科学版，35（1）：120-123，138.

任守忠，苏文琴，朱宏锐，等，2018. 辣蓼提取物对大鼠急性胃黏膜损伤的保护作用研究[J]. 中国药房，29（7）：955-958.

沈冰冰，王敏，罗娟，等，2015. 蓼属药用植物的化学成分及其药理活性研究进展[J]. 湖南中医药大学学报，35（7）：63-70.

石跃武，刘启志，蒋红，等，2017. 辣蓼总黄酮提取工艺及其抗菌活性[J]. 现代畜牧兽医，（4）：5-8.

王国强，2014. 全国中草药汇编：卷二[M]. 北京：人民卫生出版社：1110-1111.

王悦，于天颖，王知斌，等，2017. 辣蓼挥发油 GC-MS 分析及抗菌效果考察[J]. 化学工程师，31（12）：26-29.

肖燕，周鹏军，李小琴，等，2018. 水蓼地上部分的乙酸乙酯部位化学成分研究[J]. 中药材，41（7），1629-1632.

肖祝华，罗晓韵，程轩轩，等，2018. 辣蓼对大肠埃希菌性腹泻小鼠肠黏膜的修复作用[J]. 中国实验方剂学杂志，24（22）：120-126.

徐冉，熊伟，龙正标，等，2017. 水蓼化学成分的研究[J]. 广东化工，44（5）：22-23.

杨新周，郝志云，朱以常，等，2014. 辣蓼不同部位的抗氧化活性[J]. 江苏农业科学，42（2）：284-285.

赵雅媚，盛琳，王宁，等，2019. 响应面法优化琼辣蓼总黄酮提取工艺及其抗氧化活性研究[J]. 中国兽药杂志，53（11）：49-56.

Ayaz M, Junaid M, Ahmed J, et al, 2014. Phenolic contents, antioxidant and anticholinesterase potentials of crude extract, subsequent fractions and crude saponins from *Polygonum hydropiper* L[J]. BMC Complement Altern Med，14：145.

Ayaz M, Junaid M, Ullah F, et al, 2015. Comparative chemical profiling, cholinesterase inhibitions and anti-radicals properties of essential oils from *Polygonum hydropiper* L：a preliminary anti-Alzheimer's study[J]. Lipids Health Dis，14：141.

Ayaz M, Junaid M, Ullah F, et al, 2016. Molecularly characterized solvent extracts and saponins from *Polygonum hydropiper* L. Show high anti- angiogenic, anti-tumor, brine shrimp, and fibroblast NIH/3T3 cell line cytotoxicity[J]. Front Pharmacol，7：74.

Miyazaki Y, 2016. Immune effects and antiacetylcholinesterase activity of *Polygonum hydropiper* L[J]. Biosci Microbiota Food Health，35（2）：69-75.

Oany AR, Siddikey AA, Hossain MU, et al, 2017. A preliminary evaluation of cytotoxicity, antihyperglycemic and antinociceptive activity of *Polygonum hydropiper* L. ethanolic leaf extract[J]. Clinical Phytoscience，2：2.

Tao JY, Wei YY, Hu TJ, 2016. Flavonoids of *Polygonum hydropiper* L. attenuates lipopolysaccharide-induced inflammatory injury via suppressing phosphorylation in MAPKs pathways[J]. BMC Complement Alter Med，16：25.

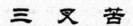

三 叉 苦

（别名：三桠苦、三叉虎、三丫苦、三脚赶、斑鸠花、三羊虎）

三叉苦为芸香科植物三叉苦[*Euodia lepta*（Spreng.）Mer.]的干燥枝叶，性寒，味苦，归肝、肾和肺经，具有清热解毒，祛风除湿，散瘀止痛、止痒的功效，用于温病初起之发热、头痛，以及风湿痹阻、腰腿疼痛、跌打损伤等。分布于我国江西、福建、台湾、广东、海南、广西、贵州和云南等地。

【黎族民间及现代应用】

（一）民间应用

三叉苦水煎服治初期脑炎；三叉苦叶水煎液外洗治疗湿疹、皮炎、痔疮；三叉苦捣烂冲滚水服治疗鼠咬伤发作引起的淋巴腺肿；三叉苦水煎服解钩吻中毒；三叉苦鲜叶捣烂外敷治疗虫蛇咬伤、疔肿、跌打扭伤；三叉苦鲜叶捣烂取汁滴耳，治疗耳内生疮；三叉苦水煎服治慢性支气管炎急性发作；三叉苦鲜叶捣烂外敷治创伤、止血；三叉苦叶煲水分数次服，治疗外感痧气；三叉苦叶与金银花、野菊花口服，可预防流行性感冒。

（二）现代应用

1. 三叉苦用于治疗咽喉肿痛、扁桃体炎、慢性支气管炎、风湿骨痛、疟疾、急慢性肝炎、黄疸、湿疹、皮炎、跌打损伤及虫蛇咬伤。
2. 三九胃泰（三叉苦为君药）：用于上腹隐痛、饱胀、反酸、恶心、呕吐、纳减、心口嘈杂感及浅表性胃炎、糜烂性胃炎、萎缩性胃炎等慢性疾病。
3. 辛夷鼻炎丸（三叉苦为组成药味）：祛风、清热、解毒，用于鼻炎。
4. 三金片（三叉苦为组成药味）：下焦湿热所致的热淋、小便短赤、淋沥涩痛。

【常用复方及药对】

三叉苦为三九胃泰的君药，也是辛夷鼻炎丸、三金片的组成药味。

【活性成分研究】

三叉苦中所含化学成分主要为黄酮类、生物碱类、挥发油、色烯等。目前，三叉苦的化学成分研究报道多以挥发油、生物碱为主，国内外学者对产地为海南、广东和云南的三叉苦中分离得到了挥发油、生物碱类、色烯类、黄酮类、苷类，以及香豆素、蜡酸、补骨脂素等化合物。到目前为止，从三叉苦中已分离得到40余个苯并吡喃类化合物、6个喹啉酮类化合物、4个呋喃喹啉类生物碱、2 个苯乙酮类化合物。毕和平等利用 GC-MS 对海南澄迈产的三叉苦叶中挥发油进行分析，确定了 95.12% 的化合物，其中含氧有机化合物共有 22 种，占总量的 52%；烃类化合物 12 种，占总量的 29%；主要成分为 1-（5, 7, 8-三甲氧基-2, 2-二甲基-2H-1-苯并吡喃基-6）-乙酮（12.93%）、1, 2, 4, 5-四异（1-甲乙基）-苯（11.45）和氧化丁香烯（7.73%）。三叉苦茎和叶中的挥发性成分相比，在量及种类上有相似之处，但也有很大的差异。它们的主要成分都是十六酸和亚油酸；不同之处是三叉苦茎中并未发现叶绿醇、邻苯二甲酸二丁酯、双十一基邻苯二甲酸酯、邻苯二甲酸二丁辛酯、6, 10-二甲基-2-十一烷酮等成分。

【药理活性及作用机制】

现代药理研究表明三叉苦有抗炎、镇痛、抑菌、调节血糖和血脂等作用。

（一）抗炎、镇痛、抑菌作用

邓琪等对三叉苦不同提取物的抗炎镇痛作用进行了研究，具体方法为，建立二甲苯致小鼠耳肿胀模型、热板法致小鼠疼痛模型、醋酸致小鼠扭体模型、角叉菜胶诱导小鼠足趾肿胀模型，并采用紫外分光光度法、酶联免疫吸附试验（ELISA）分别检测炎性组织中前列腺素 E_2（PGE_2）和血清中环氧合酶-2（COX-2）的水平，探寻其时效关系及部分机制。结果表明三叉苦茎部水提取物、根醇提物对二甲苯诱导的小鼠耳肿胀、醋酸致小鼠扭体、角叉菜胶诱导小鼠足趾肿胀具有明显的抑制作用，对炎性组织中前列腺素 E_2 和血清中环氧合酶-2 的量也有一定的降低作用，说明其抗炎机制可能与抑制前列腺素 E_2 的生成和血清中环氧合酶-2 的量有关。胡向阳等通过建立高脂饮食性胰岛素抵抗大鼠模型，ELISA 检测脂肪细胞炎症因子等方法研究三叉苦对高脂饮食性胰岛素抵抗大鼠脂肪细胞炎症因子的影响，结果显示三叉苦对高脂饮食性胰岛素抵抗大鼠脂肪细胞炎症因子有一定调节作用。邓琦等用 95% 乙醇提取三叉苦地上和地下部分，采用系统溶剂法萃取分离得到 10 个提取物。通过测定这些提取物对乙型溶血性链球菌的抑菌圈大小和最小抑菌浓度（MIC）研究其对乙型溶血性链球菌的抗菌活性，结果显示三叉苦地上部分的石油醚、氯仿和乙酸乙酯提取物，以及地下部分的石油醚、氯仿提取物对乙型溶血性链球菌都有较明显的生长抑制作用，这为三叉苦治疗咽喉肿痛、湿疹、皮炎等提供了实验依据。

（二）调节血糖、血脂作用

胡向阳等研究了三叉苦对高脂饮食性胰岛素抵抗（IR）大鼠血糖、血脂代谢的影响，具体方法是建立高脂饮食诱导致的 IR 大鼠模型，检测各组大鼠总胆固醇（TC）、三酰甘油（TG）、空腹血糖（FBG）、空腹胰岛素（FINS）水平，在大鼠清醒状态下高胰岛素-正葡萄糖钳夹试验检测葡萄糖输注率，进行口服糖耐量测试和胰岛素耐量测试，结果表明三叉苦可降低总胆固醇、三酰甘油的血清含量，增加组织对葡萄糖的利用，同时可以增加外周组织对胰岛素的敏感性，说明三叉苦对高脂饮食性胰岛素抵抗大鼠血脂、血糖代谢有一定的调节作用。作用机制为三叉苦可以增强外周组织对胰岛素的敏感性，上调骨骼肌组织胰岛素受体底物-1（IRS-1）mRNA、胰高血糖素样肽-1（GLP-1）mRNA 的表达，调节脂联素（APN）、瘦素（LP）和抵抗素的分泌水平。通过以上作用机制，三叉苦呈现出降血糖作用。

（三）降低血尿酸、抗痛风作用

胡向阳等对三叉苦进行抗痛风研究，具体方法为通过腹部皮下注射羧甲基纤维素钠粉和氧嗪酸钾配乳悬液建立高尿酸血症（HUA）大鼠模型，分别于造模前、造模后 15 天和给药后 7 天、15 天、30 天当晚大鼠禁食不禁水 6 小时，腹腔注射 10%水合氯醛麻醉大鼠，眼眶后静脉采血，将采取的新鲜血加入含肝素抗凝的试管中，4℃离心 15 分钟（3500 转/分），分离收取血清。酶比色法检测黄嘌呤氧化酶（XOR）和磷酸核糖焦磷酸合成酶（PRPS），检测造模和给药前后各组大鼠血清中黄嘌呤氧化酶和磷酸核糖焦磷酸合成酶的含量。结果表明，与正常对照组比较，造模后各实验组大鼠黄嘌呤氧化酶和磷酸核糖焦磷酸合成酶水平均显著升高（$P<0.01$）。与模型对照组比较，给药后 7 天、15 天、30 天别嘌醇组和三叉苦叶提取物组黄嘌呤氧化酶和磷酸核糖焦磷酸合成酶水平不同程度降低。与别嘌醇组比较，给药后 7 天三叉苦叶提取物组黄嘌呤氧化酶水平升高。给药后 15 天、30 天，三叉苦叶提取物组磷酸核糖焦磷酸合成酶水平降低（$P<0.05$）。这说明三叉苦叶提取物对 HUA 模型大鼠黄嘌呤氧化酶和磷酸核糖焦磷酸合成酶水平有调节作用。在临床已有单方重用三叉苦叶，发现其对高尿酸血症有较好疗效。

【毒理作用及不良反应】

三叉苦服用不当可出现恶心、呕吐、腹痛、腹泻、食欲不振、肝肾功能损害等。

【临床使用禁忌】

三叉苦性寒，不宜过量服用，脾胃虚寒者慎服。

参 考 文 献

毕和平，韩长日，韩建萍，2005. 三叉苦叶挥发油的化学成分分析[J]. 中草药，36（5）：663-664.

邓琪，黄美景，郭丽冰，等，2011. 三丫苦抗炎镇痛作用及机制研究[J]. 中国实验方剂学杂志，17（4）：125-128.

邓琪，梁粤，郭丽冰，等，2010. 三丫苦对乙型溶血性链球菌的体外抗菌作用[J]. 中国实验方剂学杂志，16（7）：123-124.

刁远明，高幼衡，彭新生，等，2006. 三叉苦化学成分研究（Ⅱ）[J]. 中草药，37（9）：1309-1311.

胡向阳，李安，林春淑，等，2020. 三丫苦叶提取物对高尿酸血症模型大鼠尿酸合成相关酶调节作用研究[J]. 实用中医药杂志，36（12）：1520-1522.

胡向阳，李安，杨璇，2012. 三丫苦对胰岛素抵抗模型大鼠脂肪细胞炎症因子的影响[J]. 时珍国医国药，23（10）：2514-2515.

胡向阳，李安，杨璇，等，2012. 三丫苦对高脂饮食性胰岛素抵抗模型大鼠血糖、血脂代谢的影响[J]. 亚太传统医药，8（8）：14-16.

胡向阳，林春淑，李安，2012. 三丫苦对高脂饮食性胰岛素抵抗模型大鼠骨骼肌 IRS-1m RNA 的影响[J]. 四川中医，30（9）：46-48.

胡向阳，林春淑，杨璇，等，2012. 三丫苦对胰岛素抵抗模型大鼠血清脂联素、瘦素和抵抗素的影响[J]. 现代中医药，32（5）：64-67.

胡向阳，杨璇，李安，等，2012. 三丫苦对高脂饮食性胰岛素抵抗模型大鼠 GLP-1mRNA 的影响[J]. 实用中医药杂志，28（9）：730-731.

张军锋，窦志峰，白洋，等，2011. 三丫苦的化学成分研究[J]. 天然产物研究与开发，23（6）：1061-1063.

Wei HL, Zhou SX, Jiang Y, et al, 2013. Chemical constituents from leaves of *Evodia lepta* [J]. Zhongguo Zhong Yao Za Zhi, 38（8）：1193-1197.

Yang LJ, Jiang K, Tan J J, et al, 2013. Prenylated benzene metabolites from *Melicope pteleifolia*[J]. Helv Chim Acta, 96（1）：119-123.

海南青牛胆

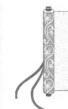

（别名：松筋藤）

海南青牛胆（*Tinospora hainanensis* H. S. Lo & Z. X. Li）为防己科青牛胆属植物，海南特有种。味苦，性寒，功能为清热解毒。其为落叶藤本，常有细长的气根，藤长 3～10m 或更长，光滑无毛。叶稍肉质，阔卵状心形或近圆形，长 11～15cm，宽 6～12cm，顶端骤尖，两面无毛，基部心形，弯缺深 1～2.5cm；叶柄长 3～12cm，基部膨大、扭曲。花序与叶同时出现，雌花序假总状有短分枝，由小聚伞花序组成。核果红色，阔椭圆状，长 1.1～1.2cm，宽 7～9mm，花期 4 月，果期 6 月。药用部位为其干燥莲，全年可采。主要分布于海南各地，生长在村边、路旁的疏林中。

【黎族民间及现代应用】

海南青牛胆在海南地区有较长的使用历史，有抗炎、抗菌、止痛、松肌等功效。海南黎族地区用其藤茎松弛肌肉紧张，治疗跌打损伤。研究表明其对防治骨质疏松有效，同时具有促进血液循环、降血糖血脂、抑制血小板凝聚、抗血栓和抗癌等作用。

【常用复方及药对】

活血舒筋熏洗方：红花 60g、丹参 60g、川芎 60g、没药 60g、乳香 60g、川牛膝 50g、独活 50g、续断 50g、木瓜 50g、海桐皮 50g、芒硝 50g、威灵仙 30g、三棱 30g、莪术 30g、海南青牛胆 30g、钩藤 30g、苏木 20g、透骨草 20g、伸筋草 20g、草乌 15g、川乌 15g、木香 10g。同时配合手法治疗损伤后膝关节僵硬症。

【活性成分研究】

海南青牛胆的主要化学成分有甾酮化合物、季铵类生物碱、挥发油及其他类化合物。甾酮类化合物主要有罗汉松甾酮 A、24-表-罗汉松甾酮 A、β-蜕皮甾酮。季铵类生物碱包括 2, 3-二甲氧基-9, 10-二羟基-*N*-甲基四氢原小檗碱季铵盐、非洲防己碱、(*S*)-反式-甲基四氢非洲防己碱等。海南青牛胆中的挥发油主要为脂肪酸类，占挥发油总量的 78.12%，其中不饱和脂肪酸和亚油酸分别占挥发油总量的 35.17% 和 25.82%。

【药理活性及作用机制】

（一）抗骨质疏松作用

海南青牛胆植物中的总甾酮能促进成骨细胞形成，抑制钙流失。钙流失会导致成骨细胞合成受阻，海南青牛胆植物中总甾醇可改善成骨细胞合成受阻而形成的骨质疏松。

海南青牛胆浸膏对用维 A 酸建立的大鼠骨质疏松模型效果明显，可增加模型大鼠的骨密度和股骨质量；同时降低血清碱性磷酸酶的活性，提高血清磷水平，方法学分析显示实验组与对照组相比有显著差异，并显示出良好的剂量依赖性。

（二）抗炎、抗菌、镇痛、松肌和促进血液循环作用

从海南青牛胆中已分离鉴定的 5 种季铵类生物碱，具有抗炎、抗菌、镇痛和松肌等作用。罗汉松甾酮 A、24-表-罗汉松甾酮 A、β-蜕皮甾酮具有很强的生物活性，能促进蛋白质的合成。同时 β-香树脂醇也具有抗关节炎作用。另外，巴马亭碱能促进血液循环，具有活血化瘀的作用，对痢疾杆菌、大肠杆菌等致病菌和亚洲甲型流感病毒均有抑制效果，且能治疗多种炎症。轮环藤酚碱具有松弛横纹肌和阻滞神经节等作用。

（三）降血糖血脂、抑制血小板凝聚、抗血栓和抗癌作用

不饱和脂肪酸在海南青牛胆的挥发油中所占比例为 35.17%，其中亚油酸含量最高。不饱和脂肪酸能够调节人体血脂、抑制血小板凝聚、清除血栓，同时能调节免疫功能。亚油酸还可抑制人胰腺癌细胞的增殖、迁移并促进其凋亡。

【毒理作用及不良反应】

海南青牛胆提取物在最大给药剂量下，实验小鼠无死亡和明显的毒性反应。

参 考 文 献

郭幼莹，林连波，符小文，等，1999. 海南青牛胆生物碱的研究[J]. 药学学报，34（9）：690-693.

郭幼莹，林连波，符小文，等，2004. 海南青牛胆生物碱的研究[J]. 海南医学院学报，10（5）：293-297.

郭幼莹，林连波，申静，1995. 海南青牛胆中分出一种新季铵类生物碱[J]. 海南医学院学报，（2）：121.

郭幼莹，林连波，申静，2004. 海南青牛胆化学成分的研究[J]. 海南医学院学报，10（5）：289-293.

劳梅丽，蓝永红，马志健，等，2007. 海南青牛胆茎水煎剂对大鼠佐剂性关节炎的作用[J]. 海南医学院学报，13（4）：305-307，333.

林连波，林强，刘明生，等，2001. 海南青牛胆挥发油化学成分的研究[J]. 中国药学杂志，（8）：34.

吴丽媛，2012. 海南青牛胆片的研究与开发[D]. 广州：广州中医药大学.

吴丽媛，张鹏威，董琳，等，2012. HPLC 测定海南青牛胆中盐酸巴马汀的含量[J]. 中国实验方剂学杂志，18（8）：75-77.

海南裂叶山龙眼

（别名：调羹树、那托、定朗）

海南裂叶山龙眼[*Heliciopsis lobata*（Merr.）Sleum.]为山龙眼科假山龙眼属植物，高15～20m；幼枝、叶被紧贴锈色绒毛。叶二形，革质，全缘叶长圆形，长10～25cm，宽5～7cm，顶端短渐尖，基部楔形，侧脉于叶下面隆起，网脉明显；叶下面沿脉初时被绒毛，后毛渐脱落；叶柄长4～5cm；分裂叶轮廓近椭圆形，长20～60cm，宽20～40cm，通常具2～8对羽状深裂片，有时为3裂叶，叶柄长4～8cm。花序生于小枝已落叶腋部，雄花序长7～12cm，被毛；雄花：花梗长1～2mm或几无；苞片披针形，长约1mm；花被管长8～12mm，淡黄色，被疏毛；花药长约2mm；腺体4枚；不育子房不膨大，花柱顶部不增粗。雌花序长2～5cm，被毛；雌花：花梗长约3mm；花被管长约10mm，被疏毛；不育花药长约1.5mm；腺体4枚；子房卵状，花柱顶部增粗，柱头面偏于一侧。果椭圆状或卵状椭圆形，两侧稍扁，长7～9cm，直径5～6cm，外果皮革质，黄绿色，厚约1mm，中果皮肉质，厚2～4mm，干后残留密生的软纤维，紧附于内果皮，内果皮木质，厚3～4mm。花期5～7月，果期11～12月。味淡、涩，性凉，有小毒。生于海拔50～750m山地、山谷、溪畔热带湿润阔叶林中。海南岛黎族村庄附近常有种植。

【黎族民间及现代应用】

海南裂叶山龙眼具有清热解毒等功效，主治腮腺炎、皮炎。海南中部民间用其辅助治疗肿瘤。种子煮熟，并经漂浸后，可食用。

【活性成分研究】

海南裂叶山龙眼化学成分类型主要有生物碱、酚及其苷、萘醌、黄酮苷等。其分离纯化的化合物包括熊果苷、银桦酸、银桦内酯、4-羟基-反式桂皮酸、胡萝卜苷、杨梅素、杨梅苷、丁香亭-3-*O*-β-D-葡萄糖苷、杜仲树脂酚、D-1-*O*-甲基-myo-肌醇、对二苯酚、β-谷甾醇、它乔糖苷、异它乔糖苷、3,5-二甲氧基-4-羟苯基-1-*O*-β-D-吡喃葡萄糖苷等。

【药理活性及作用机制】

研究表明海南裂叶山龙眼有抗肿瘤、抗炎、抗菌、保肝、镇咳、祛痰、平喘、美白的功效。其主要的活性成分为熊果苷，熊果苷有镇咳、祛痰、平喘、美白等作用。

（一）镇咳、祛痰、平喘作用

熊果苷灌胃可增加动物气管分泌物，延长氨水引咳潜伏期，减少咳嗽次数，使气管酚红排泌量明显增多，延长哮喘潜伏期，能明显对抗豚鼠离体气管条的收缩反应。在抗炎、祛痰、镇咳三种作用中，熊果苷的镇咳效果尤其明显。但到目前为止，尚未检索到其抗炎、止咳、祛痰机制的报道。

（二）美白作用

国内外均有很多学者报道熊果苷具有美白活性，其美白机制为熊果苷对酪氨酸酶产生竞争性及可逆性抑制，从而阻断多巴及多巴醌的合成，进而抑制黑色素的生成，达到美白效果。也有其他与上述不同的结论，这种差异可能与熊果苷使用浓度及试验条件有关，并有待进一步证实。熊果苷在一定浓度范围内能够使培养的人黑色素瘤细胞中色素增加，但这种黑色素的增加不是通过增强酪氨酸酶活性来介导的。熊果苷在浓度 10～100μg/L 时具有明显的细胞毒性，可抑制细胞增殖和黑色素合成，其美白机制与酪氨酸酶活性改变的关系不大，可能与损伤细胞膜和抑制黑色素合成有关。

（三）抗炎、抗菌作用

熊果苷具有抗炎、抗菌作用，传统上用于治疗尿路感染。熊果苷还可以抗过氧化氢所致 ECV2304 细胞氧化应激损伤。

（四）保肝作用

海南裂叶山龙眼中提取分离纯化的 3,5-二甲氧基-4-羟苯基-1-O-β-D-吡喃葡萄糖苷能够减轻 CCl_4 诱导的 HepG2 细胞损伤。

参 考 文 献

靳德军，符乃光，梁振益，等，2009a. 海南裂叶山龙眼叶超临界提取物化学成分的气相色谱-质谱联用分析（Ⅰ）[J]. 时珍国医国药，20（1）：28-29.

靳德军，符乃光，梁振益，等，2009b. 海南裂叶山龙眼叶超临界提取物化学成分的气相色谱-质谱联用分析（Ⅱ）[J]. 时珍国医国药，20（2）：284-285.

李丹，2008. 海南裂叶山龙眼化学成分的研究[D]. 沈阳：沈阳药科大学.

李丹，刘明生，李占林，等，2008. 海南裂叶山龙眼化学成分的研究Ⅱ[J]. 中国中药杂志，33（4）：409-411.

李小平，潘显茂，李海胜，等，2017. 海南裂叶山龙眼抗肿瘤活性部位的筛选[J]. 中华中医药杂志，32（11）：5184-5186.

Liu M，Kang S，Zhang J，et al，2010. A new arbutin derivative from the leaves of *Heliciopsis lobata*[J]. Nat Prod Res，24（19）：1861-1864.

Liu M，Kong L，Fong WF，et al，2008. A new phenolic glucoside from the leaves of *Heliciopsis lobata*[J]. Fitoterapia，79（5）：398-399.

Mao LL，Wang WL，Chen DY，et al，2019. Complete plastome sequence of *Heliciopsis lobata*（merr.）Sleum：a Chinese medicinal species in China[J]. Mitochondrial DNA B，4（1）：1613-1614.

Qi WY，Ou N，Wu XD，et al，2016. New arbutin derivatives from the leaves of *Heliciopsis lobata* with cytotoxicity[J]. Chin J Nat Med，14（10）：789-793.

Trung BV，Thao DT，Anh DH，et al，2020. Antioxidant and hepatoprotective activity of phenyl glycosides isolated from *Heliciopsis lobata*[J]. Nat Prod Commun，15（8）：1934578X2094625.

Zhang L，Huang L，Liu Q，et al，2014. *N*-butanol fraction of *Entada phaseoloides* ethanol extract inhibits hepatocellular carcinoma HepG2 cell proliferation by inducing apoptosis[J]. J BUON，19（2）：406-411.

薜 荔

（别名：木莲、凉粉藤、凉粉树、爬石虎、石龙藤、石壁藤、补血王、王不留行）

薜荔（*Ficus pumila* L.）为桑科榕属植物，为常绿攀缘或匍匐灌木，单叶互生。其不结果枝节上生有不定根；叶为卵状心形，薄革质，长约 2.5cm，先端渐尖，基部稍不对称；叶柄粗短，叶全缘，边缘略有翻卷。其结果枝上无不定根；叶为卵状椭圆形或椭圆形，革质，长 5～10cm，宽 2.0～3.5cm，先端急尖至钝形，基部近圆形至浅心形，背面被黄褐色柔毛；基生脉延长，网脉 3～4 对，在表面下陷，背面凸起，网脉明显，呈蜂窝状；叶柄长 5～10mm；托叶 2 个，披针形，被黄褐色丝状毛。隐头花序，花单性，雌雄异株，花着生于隐头花序的花序托内，小花多数。其中，雄花序托长椭圆形，长 6～9cm，直径约 6cm；雌花序托倒卵形，长 4～6cm，直径约 4cm，绿色。果为瘦果，梨形或倒卵形，果皮薄，膜质，富黏液，直径 4cm 以上，果梗粗短。花期 5～8 月，果期 9～10 月。

【黎族民间及现代应用】

薜荔的根、茎、叶、花及果实均可入药，具有清热解毒、祛风化湿、舒筋活络、通利乳汁的功效，用于风湿痹痛、坐骨神经痛、泻痢、水肿、小便淋浊、闭经、产后瘀血腹痛、咽喉肿痛、痈疮肿毒等，在我国民间广泛使用。临床上将薜荔作为一味主药制为荔花鼻窦炎片，用于急、慢性鼻窦炎的治疗。

薜荔花序托可加工成凉粉食用，是我国民间传统的消暑佳品。薜荔花被和薜荔籽中富含果胶物质，可作为食品中的凝胶剂、乳化剂、增稠剂和稳定剂。同时薜荔也是一种具有观赏价值的植物。

【活性成分研究】

薜荔化学成分多样，主要包含三萜类、倍半萜类、甾体类、黄酮类、苯丙素类和酚酸类等，其中三萜类化合物和黄酮类化合物是主要化学成分和研究的焦点。

薜荔中三萜类化合物按其骨架类型可分为以下六类：齐墩果烷、乌苏烷型、羽扇豆烷型、达玛烷型、羊毛甾烷型、环阿尔廷型。薜荔不同部位中绿原酸的含量比较为薜荔叶＞薜荔壳＞薜荔籽；薜荔不同部位中芦丁含量比较为薜荔叶中的芦丁含量较高，薜荔壳和薜荔籽中芦丁的含量非常低，薜荔叶中的芦丁含量远远大于薜荔壳和薜荔籽。

薜荔不同部位中总黄酮含量测定结果为薜荔叶＞薜荔壳＞薜荔籽。从薜荔植物中分离的其他成分有酚酸、α-生育酚、生物碱、β-D-葡萄糖苷醇苷、葡萄糖乙醇苷、肌醇、正二十六烷醇、正四十醇、正二十九醇、正二十八酸。另外，对薜荔瘦果的不同部位中果胶、蛋白质、总糖、总黄酮含量进行了测定，其中花被中果胶、总糖、总黄酮含量较高，分别达 32.70%、20.33%和 15.14%，种子中则含油率及蛋白质含量较高，达 30.13%和 15.70%；对薜荔籽中脂肪、蛋白质、胶质及粗纤维的含量进行测定，分别占 24.4%、14.7%、10.8% 和 33.4%；薜荔果胶为以多聚半乳糖醛酸为基本结构的果胶类物质，其半乳糖醛酸含量为 76.2%，酯化度为 40.8%，气相色谱法分析结果表明其主要含鼠李糖、葡萄糖、半乳糖、阿拉伯糖、甘露糖和木糖等中性糖基。研究还测定了薜荔籽油中棕榈酸、硬脂酸、油酸、亚麻酸、亚油酸等脂肪酸的含量，同时测定了薜荔花被、花粉和种子中多种维生素的含量。

【药理活性及作用机制】

薜荔具有广泛的药理活性，包括抗炎镇痛、抗菌、抗氧化、抗肿瘤、降血糖血脂、抗高催乳素血症、保肝、免疫调节等作用。

（一）抗炎、镇痛作用

薜荔茎叶甲醇提取物能够显著减小 λ-角叉菜胶诱导的小鼠足趾水肿体积，减轻足趾水肿组织破坏和肿胀程度，通过降低炎症介质 IL-β、TNF-α 和 COX-2 的水平发挥抗炎作用。薜荔茎和叶的甲醇提取物能够减少小鼠醋酸扭体模型的扭体反应和福尔马林疼痛模型的舐舔时间，具有镇痛作用。薜荔药材水煎煮物的水液及其乙酸乙酯部位能够减轻二甲苯致小鼠耳廓肿胀、λ-角叉菜胶致大鼠足跖肿胀炎症模型的肿胀程度，并能减轻醋酸所致小鼠腹腔毛细血管通透性的增加和炎性物质的渗出，具有一定的抗炎消肿作用。薜荔药材的乙醇提取物对二甲苯所致小鼠的耳廓肿胀及醋酸致小鼠腹腔毛细血管通透性增加都具有明显的抑制作用（$P<0.01$），且有效部位主要在其乙酸乙酯萃取部位和水部位，而薜荔药材的水提取物仅对二甲苯所致小鼠耳廓肿胀具有抑制作用（$P<0.05$），证明薜荔药材乙醇及水提取物均可抑制以毛细血管扩张、通透性增加、渗出性水肿为主的早期炎症反应，但乙醇提取物抗炎效果优于水提取物。

（二）抗菌作用

薜荔中提取的单体香豆素类化合物佛手内酯在浓度为 58μg/mL、82μg/mL 时，能够显著抑制金黄色葡萄球菌、大肠杆菌和伤寒沙门菌的生长。香豆素类化合物水合氧化前胡素对伤寒沙门菌的生长具有抑制作用。三萜类化合物新霍帕烷（neohopane）在浓度为 30μg/mL 时对大肠杆菌、铜绿假单胞菌、枯草芽孢杆菌和白念珠菌具有中等的抗菌活性。倍半萜类化合物 8, 9-二氢-8, 9-二羟基-巨豆三烯酮和（E, 4R）-4-羟基-4, 5, 5-三甲基-3-（3-氢丁基-1-烯基）环己-2-烯酮对大肠杆菌具有强烈的抑制作用。藤茎乙醇提取物对枯草芽孢杆菌、蜡状芽孢杆菌、黄曲霉、粪肠球菌、金黄色葡萄球菌和奇异变形杆菌均有抑制作用。采用微量肉汤稀释法研究显示，薜荔的水提液对大肠杆菌抑制效果明显，而乙醇提取液对枯草芽孢菌的抑制效果较为显著，抑菌圈直径 11～20mm。薜荔茎叶的乙醇提取物对金黄色葡萄球菌的抑制率达 100%，而其乙酸乙酯萃取物对金黄色葡萄球菌的抑制率达 95.83%。

（三）抗氧化作用

薜荔抗氧化活性的主要成分为黄酮类化合物。薜荔的 80%乙醇提取物在 DPPH 法、TEAC

法和 FRAP 法试验中，显示出较强的抗氧化效果。薛荔叶的 50%乙醇提取物具有强烈的清除 DPPH 自由基的抗氧化活性，从中分离得到的黄酮类化合物芦丁和 α-生育酚亦具有较强的清除 DPPH 自由基的抗氧化活性，同时芦丁对黄嘌呤氧化酶的活性有较强的抑制作用。IC_{50} 为 0.14nmol/L 薛荔的根、茎、叶和果实乙醇提取物都具有一定的清除 DPPH 自由基的抗氧化活性，其中新鲜茎和干燥根的乙醇提取物活性较好，其 IC_{50} 分别为 12.81μg/mL 和 13.20μg/mL。

（四）抗肿瘤作用

薛荔果多糖对小白鼠移植性肿瘤的生长有明显抑制作用。薛荔叶 80%甲醇提取物、50%乙醇提取物及石油醚、氯仿、乙酸乙酯和正丁醇萃取物对人白血病细胞株增殖有抑制作用。MTT 法测试了薛荔叶 80%甲醇提取物、50%乙醇提取物及石油醚、氯仿、乙酸乙酯和正丁醇萃取物对人白血病细胞株增殖的效果，结果显示其均具有抑制增殖的作用，且薛荔叶 50%乙醇提取物的抑制增殖作用最为强烈。对薛荔茎的 85%乙醇提取物和石油醚、乙酸乙酯萃取部位粗提物活性进行筛选，发现乙酸乙酯萃取部位具有一定的抗肿瘤作用；对薛荔茎中分离获得的部分黄酮类化合物进行抗肿瘤活性测试，发现部分化合物可抑制乳腺癌肿瘤细胞的增殖。对薛荔叶的药理活性进行分析，得出 7 种化合物分别对宫颈癌细胞、乳腺癌细胞和肺腺癌细胞有一定的抑制活性。

（五）降血糖、血脂作用

薛荔叶的乙醇提取物具有降血糖、降血脂的作用。薛荔叶乙醇提取物能降低链脲佐菌素诱导的糖尿病大鼠的血糖水平，显著升高链脲佐菌素诱导的糖尿病大鼠血清中高密度脂蛋白水平及降低低密度脂蛋白、血清总胆固醇的水平。

（六）保肝作用

动物实验表明薛荔叶 50%乙醇提取物对 CCl_4 诱导的大鼠肝损害具有保护作用。给予 CCl_4 诱导的肝损伤大鼠 100mg/kg 或 250mg/kg 50%的乙醇薛荔叶提取物，能够降低血清中的 AST、ALT、γ-谷氨酰转移酶（GGT）、碱性磷酸酶、总胆红素（Tbil）、间接胆红素（Ibil）、总胆固醇、三酰甘油的水平，且在剂量为 250mg/kg 时能够升高血清中高密度脂蛋白水平，使肝脏的各生理功能指数趋于正常水平而达到保肝护肝的作用。

参 考 文 献

黄秋萍，韦友欢，黄秋婵，等，2021. 薛荔藤总黄酮的超声辅助法提取工艺优化及抗氧化活性研究[J]. 食品科技，46（5）：193-198.

李本姣，陆红佳，唐艳，等，2015. 薛荔籽果胶对高脂膳食去势大鼠脂质代谢及盲肠内环境的影响[J]. 食品科学，36（15）：183-188.

裴健儒，2009. 薛荔籽油超临界 CO_2 萃取及微胶囊化技术研究[D]. 长沙：湖南农业大学.

唐翠娥，2007. 薛荔籽果胶的提取工艺及其性质研究[D]. 南昌：南昌大学.

唐艳，2014. 薛荔籽果胶降血脂效果的评价及其机理的研究[D]. 重庆：西南大学.

唐艳，桂余，任文瑾，等，2013. 水提薛荔果胶对去势雌性大鼠肠道健康的影响[J]. 食品工业科技，34（21）：347-351，356.

王晶晶，2010. 薛荔隐头果原花色素提取物抗氧化活性研究[D]. 福州：福建师范大学.

张恩景，2009. 薛荔果药材的质量分析研究[D]. 武汉：湖北中医学院，湖北中医药大学.

益 智

(别名：益智子、益智仁)

　　益智（*Alpinia oxyphylla* Miq.）为姜科山姜属植物，成熟干燥果实入药。果实供药用，有益脾胃、理元气、补肾虚滑沥的功用。治脾胃或肾虚寒所致的泄泻、腹痛、呕吐、食欲不振、唾液分泌增多、遗尿、小便频数等症。株高 1～3m；茎丛生；根茎短，长 3～5cm。叶片披针形，长 25～35cm，宽 3～6cm，顶端渐狭，具尾尖，基部近圆形，边缘具脱落性小刚毛；叶柄短；叶舌膜质，2 裂，裂片长 1～2cm，被淡棕色疏柔毛。总状花序在花蕾时全部包藏于一帽状总苞片中，花时整个脱落，花序轴被极短的柔毛；小花梗长 1～2mm；大苞片极短，膜质，棕色；花萼筒状，长 1.2cm，一侧开裂至中部，先端具3 齿裂，外被短柔毛；花冠管长 8～10mm，花冠裂片长圆形，长约 1.8cm，后方的 1 枚稍大，白色，外被疏柔毛；侧生退化雄蕊钻状，长约 2mm；唇瓣倒卵形，长约 2cm，粉白色而具红色脉纹，先端边缘皱波状；花丝长 1.2cm，花药长约 7mm；子房密被绒毛。蒴果鲜时球形，干时纺锤形，长 1.5～2cm，宽约 1cm，被短柔毛，果皮上有隆起的维管束线条，顶端有花萼管的残迹；种子不规则扁圆形，被淡黄色假种皮。花期 3～5 月；果期 4～9 月。益智产于我国海南、广东、广西，近年来云南、福建亦有少量试种，生于林下阴湿处。

【黎族民间及现代应用】

　　益智民间多用于治脾胃肾虚寒所致相关病症，包括腹痛、呕吐、泄泻、食欲不振、唾液分泌增多、遗尿、小便频数等。

　　现代方剂的临床研究有以下几方面。

　　脑血管性痴呆：以益智、黄芪、党参、丹参、当归等 14 味中药组方的中药益智片治疗脑血管性痴呆。

　　失眠：益智与太子参、五味子及动物脑精制液等数味中药制成的健脑益智口服液治疗失眠症。

　　前列腺增生：以益智、旱莲草等 10 味中药组方的益肾通癃方治疗前列腺增生。

　　遗尿、血尿症等：以益智汤（菟丝子、茯苓、五味子、益智等）治疗小儿遗尿。以温肾醒神散（菟丝子、益智、人参、金樱子、桑螵蛸等）治疗小儿遗尿。也有用益智煎汁送服肾气丸治疗小儿遗尿，与肾气丸同用，温阳与固涩并举。益智、小蓟、鲜茅根、草薢等数味药组方治疗乳糜血尿。益智、干姜各 15g，炙甘草 20g，随症加减，治疗老年性夜尿频多症。

小儿流涎症：益智 5～10g，党参 10～18g，干姜 5～8g，甘草 4～6g，白术 8～10g，随症加减，治疗小儿脾阳虚多流症。益智、滑石各 10g，甘草 3g，车前子、冰片各 6g，研细末，敷脐部，治疗小儿流涎。

气虚血瘀型头痛：以人参、五味子、炙甘草、麦冬、白术、茯苓、川芎、菊花、升麻、地龙、益智组成醒脑汤治疗气虚血瘀型头痛。

文献检索发现，治疗儿童脑发育不全使用频率最高的 20 味中药中有益智。用真人益智宝（由制益智、西洋参、制巴戟天、蜂王浆等组成）治疗小儿智力低下。以远志、郁金、菖蒲、鹿角片、益智为基本方治疗心肾不足型儿童脑发育不全。石菖蒲、益智、人参、山药等中药组方可用于治疗肾精不足，脑髓失充型脑发育不全所致儿童多动症。

【活性成分研究】

（一）倍半萜类

从益智中分离得到的倍半萜类成分有氧化茶烯酮 B、(1R, 4R, 10R)-1β, 4α-二羟基-11, 12, 13-三聚体-5, 6-桉烷-7-酮、1β, 4β, 7β-三羟基桉烷、bullatantriol、圆柚酮（nootkatone）、7-表-香科酮、香科酮（teucrenone）、12-羟基圆柚酮、11-羟基-价-1(10)-烯-2-酮、11S-圆柚酮-11, 12-二醇、香附素 C、teucdiol A 等。

（二）二苯庚烷类

二苯庚烷类是一类具有 1, 7-二取代苯基，并以庚烷骨架为母体结构的化合物，益智中含有 teuhetenone A、α-羟甲基糠醛、邻苯二甲酸-双（2′-乙基庚基）酯、1-（4′-羟基苯基）-7-（3″-甲氧基-4″-羟基苯基）-4-烯-3-庚酮、1-（4-羟基-3-甲氧基苯基）-7-（4-羟基-3-甲氧基苯基）-4E-烯-3-庚酮、5-脱羟基六甲氧基姜黄素 B、5-羟基-7-（4″-羟基-3″-甲氧基苯基）-1-苯基-3-庚酮、二氢姜烯酮 B、益智酮甲（yakuchinone A）、益智酮乙（yakuchinone B）、益智醇（oxyphyllacinol）、益智新醇（neonootkatol）、5-羟基-1-（4-羟基）-7-（4-羟基-3-甲氧基苯基）-3-庚酮、5-羟基-1, 7-双（4-羟基-3-甲氧基苯基）-3-庚酮、(3R, 5S)-1-（4-羟基-3, 5-甲氧基苯基）-7-（4-羟基-3-甲氧基苯基）-3, 5-庚二醇、1-（4-羟基）-7-（4-羟基-3-甲氧基苯基）-4E-烯-3-庚酮、1, 7-（4-羟基-3-甲氧基苯基）-4E-烯-3-庚酮、1-（4-羟基-3, 5-甲氧基苯基）-7-（4-羟基-3-甲氧基苯基）-4E-烯-3-庚酮、(E)-7-（4-羟基-3, 5-二甲氧基苯基）- 1-（4-羟基-3-甲氧基苯基）-4-烯-3-庚酮、7-（4-羟基-3-甲氧基苯基）-1-（4-羟基）-3-庚酮、1-（4-羟基-3-甲氧基苯基）-5-羟基-7-（3, 4-羟基）-6-烯等。

（三）挥发油类

挥发油类成分广泛分布于益智中，其中包括油酸、亚油酸、棕榈酸、香草酸、3, 5-二羟基-4-甲氧基苯甲酸、γ-榄香烯、α-芹子烯、马兜铃酮、β-紫罗兰酮、螺癸烷、喇叭烯氧化物、邻苯二甲酸二丁酯、桉油精、芳樟醇、松油烯-4 醇、桃金娘烯醛、瓦伦烯、依兰烯、γ-芹子烯、喇叭茶醇、石竹烯氧化物、2-甲基-4-（2, 6, 6-三甲基-1-环己烯-1-基）-2-丁烯醛、α-杜松醇、表蓝桉醇、异喇叭茶醇、反式石竹烯、愈创木醇、缬草烯醇、香木兰烷、α-香附酮、β-莎草酮。

（四）甾体及其苷类

益智中还含有甾体类成分，如 20-丙基-β-谷甾醇、β-谷甾醇、胡萝卜苷、β-胡萝卜苷、谷甾醇棕榈酸酯、棕榈酸、豆甾醇、胡萝卜苷棕榈酸酯等。

（五）其他成分

从益智中分离还得到一些其他成分，如 3-甲氧基-4-羟基-二苯己烷、原儿茶酸、丁二酸-1-（5-甲酰基-2-呋喃）甲酯-4-正丁酯、正壬烷基木糖醇，以及微量元素 Mg、Al、Fe、Zn、Cd、Pb、Li、B、P、Ca、Ti、V、Cr、Mn、Co、Ni、Cu、Sr、Ba，氨基酸类牛磺酸等。从益智中分离得到糖苷类天然产物 2S-戊醇-2-O-β-D-吡喃葡萄糖苷、2S-丁醇-2-O-β-D-吡喃葡萄糖苷和 1S-羟乙基苯基-1-O-β-D-吡喃葡萄糖苷。从益智 80%的丙酮-水溶液中分离得到了 5 个游离脂肪酸类化合物：棕榈油酸、油酸、亚油酸、亚麻酸和正二十四烷酸。益智果实的营养成分全分析发现，其风干果肉含有较高的碳水化合物（54.2%）、粗蛋白（8.18%）和粗脂肪（5.9%），还含有丰富的维生素，其中每 100g 益智果实中含维生素 B_1 0.007mg、维生素 B_2 0.13mg 及维生素 C 2.13mg、维生素 E 1.43mg，此外，还含有 8 种人体必需氨基酸及 11 种非必需氨基酸，其中谷氨酸含量最高，达 11.2mg/g。益智中还含多酚类、氨基酸、Mn、Ca、P 等多种具有保健作用的化学成分。

【药理活性及作用机制】

（一）调节排尿作用

益智和盐炙益智对正常动物离体膀胱收缩具有一定的抑制作用，而对乙酰胆碱引起的膀胱逼尿肌兴奋具有显著的拮抗作用，可显著降低膀胱收缩的平均张力，且盐炙品效果优于生品。其对由 $BaCl_2$ 引起的膀胱逼尿肌兴奋几乎无拮抗作用，对磷酸组胺引起的膀胱逼尿肌兴奋亦具有一定的拮抗作用。有学者提取益智多糖成分进行研究，以老年大鼠为实验动物，并采用胃内注射的方式，设置低、中、高剂量组（分别为 100mg/kg、200mg/kg、400mg/kg），以生理盐水作为对照。结果显示给药组可通过增加膀胱逼尿肌蛋白激酶 A（PKA）的蛋白表达，降低老年尿失禁大鼠的排尿量及 Na^+、Cl^-排泄量，增加 K^+排泄，增加血液中抗利尿激素和醛固酮的含量，改善大鼠脾脏、胸腺和肾上腺素系数，对尿失禁具有较好的治疗效果。将益智提取物（AOE）以 200mg/kg、400mg/kg 的剂量灌胃给药后，结果显示其具有明显减少大鼠尿量的作用，且剂量为 400mg/kg 的 AOE 可增加 K^+排泄；随后通过超高效液相色谱-电喷雾-四极杆-飞行时间质谱（UPLC-ESI-Q- TOF/MS）法分析其含有的成分，鉴定出了益智酮甲和圆柚酮，表明这 2 个化合物可能是益智发挥调节排尿作用的主要活性物质。

（二）改善肠胃功能作用

环磷酸腺苷由腺苷酸环化酶催化生成，可被磷酸二酯酶（PDE）水解，环磷酸腺苷和环磷酸鸟苷与胞膜通透性和基因活性调节相关。采用冰醋酸和 4℃冰知母水煎液灌胃的方法建立胃溃疡寒证大鼠模型，并用益智不同提取部位以 20mL/kg 剂量给药，每天灌胃 2 次，给药 4 天。结果表明益智石油醚和乙酸乙酯部位可使腺苷酸环化酶含量、环磷酸腺苷含量、环磷酸腺苷/环磷酸鸟苷值升高，磷酸二酯酶含量降低。将剂量均为 10g/kg 的益智 4 种不同部位提取物作用于实验性肠炎模型小鼠，发现乙酸乙酯部位和正丁醇部位可使小鼠结肠组织中超氧化物歧化酶活性升高、丙二醛活性降低，改善实验性肠炎。

（三）神经保护作用

益智的乙醇提取物在 80～240μg/mL 时能够显著减少谷氨酸诱导的小鼠皮质神经元细胞的凋亡，提高细胞生存能力，减轻 DNA 降解程度。益智中的原儿茶酸（PCA）能够显著降低 H_2O_2 诱导的 PC12 细胞损伤，连续 7 天给自然老化的 SD 大鼠腹腔注射 5mg/kg 的原儿茶酸后，发现能够提高老年大鼠的认知能力，减少体内脂质过氧化物含量，增加谷胱甘肽过氧化物酶和超氧化物歧化酶活力，说明原儿茶酸能够通过降低内源性抗氧化酶的活性、抑制体内自由基的形成实现其良好的神经保护作用。此外，原儿茶酸能够抑制细胞凋亡蛋白酶级联反应，从而减少神经干细胞凋亡。益智的乙醇提取物在 50μg/mL 时能够保护 6-羟基多巴胺（6-OHDA）诱导的 PC12 细胞损伤，其作用机制可能与抑制 NO 的产生、剂量相关地降低诱导型一氧化氮合酶（iNOS）的蛋白表达有关。PI3K-Akt 通路与益智神经保护功效的部分作用机制有关。连续 7 天灌胃给予益智挥发油高、中剂量（2.5mL/kg、0.833mL/kg）后能够增加帕金森模型小鼠黑质神经元内尼氏体数目，提高酪氨酸羟化酶的表达水平，对抗神经元凋亡。还有研究发现益智水提取物在 50～100μg/mL 时能够剂量相关地抑制 Aβ 诱导的神经细胞死亡；连续 7 天口服益智水提物（25mg/d、50mg/d、75mg/d）能够减少小鼠局部缺血损伤诱导的神经元死亡，使海马 CA1 区突触数目增加，从而发挥神经保护作用。

（四）对免疫系统的影响

益智的水提取部位经腹腔或口服给药对免疫球蛋白 E 介导的过敏反应有较强的抑制作用，益智水提物经腹腔或口服给药能抑制被动皮肤过敏性反应，而静脉给药则表现出微弱制约作用。研究结果表明益智有明显的抗过敏反应作用，并且这种现象与活性成分在人体内的代谢途径有关，该提取物根据不同给药途径表现出不同的活性，这可能由不同的生物活性引起。

益智水提取物完全抑制由化合物 48/80 诱导的过敏性休克，减少其诱导的血液组胺释放量及其诱导的鼠腹膜肥大细胞组胺释放量。加入益智水提取物后，鼠腹膜肥大细胞中环磷酸腺苷的增长率是味蕾细胞中的 4 倍。这些结果表明益智水提取物可能对非特异性过敏反应的治疗有效。

从益智种子甲醇提取部位分离得到的化合物 oxyphyllenodiol A 和 oxyphyllenone A 可抑制脂多糖（LPS）活化鼠腹膜巨噬细胞产生 NO。益智 80%丙酮水提取物除抑制脂多糖活化鼠腹膜巨噬细胞产生 NO 外，还可抑制由抗原诱导的 RBL-2H3 细胞脱粒作用。进一步研究其 80%丙酮水提取物的乙酸乙酯部位、正丁醇部位和水层部位发现，乙酸乙酯部分具有抑制 NO 和 β-己糖胺酶释放的作用，而正丁醇和水层部位则没有这两种活性，并发现了乙酸乙酯部位中可以抑制 NO 作用的 9 个活性成分: 7 个倍半萜类成分包括 oxyphyllol A、圆柚酮、isocyperol、selin-11-en-4α-ol、oxyphyllenodiol A、oxyphyllenone A、1 个未命名倍半萜类成分, 1 个二萜类成分为(E)-labda-8(17), 12-diene-15, 16-dial, 1 个黄酮类成分为杨芽黄酮; 另外, 发现了可以显著抑制由 RBL-2H3 细胞释放的 β-己糖胺酶的 5 种活性成分: 2 个倍半萜类成分为圆柚酮、selin-11-en-4α-ol, 1 个二萜类成分为(E)-labda-8(17), 12-diene-15, 16-dial, 2 个黄酮类成分为杨芽黄酮和伊砂黄素。

（五）抗肿瘤作用

益智甲醇提取物（每周 2 次, 分别皮下给药 2mg、10mg, 给药 22 周）能够显著改善佛波酯（TPA）诱导的雌性 ICR 小鼠的皮肤肿瘤及耳水肿, 还能够显著抑制人早幼粒白血病细胞（HL-60）的生长, 抑制 DNA 合成, 因此推断益智可以作为化学防癌药物, 具有一定的抗肿瘤活性。进一步的研究证实, 益智酮甲、益智酮乙这两个与姜黄素类似的二苯庚烷类化合物是益智发挥抗肿瘤活性的潜在化学物质, 它们在 100μmol/L 时能够使永生化小鼠成纤维细胞的 AP-1 失活。益智正己烷及乙酸乙酯萃取部位在 10μg/mL 时能够减少斑马鱼胚胎的血管形成, 阻断人脐静脉内皮细胞（HUVEC）的迁移及增殖, 同时还能够抑制人肝癌细胞 HepG2 的增殖。

（六）抗菌作用

采用大孔树脂从 40%、60%、80%乙醇提取的益智中分离出黄酮类成分, 作用于已活化好的金黄色葡萄球菌、枯草芽孢杆菌等, 并采用液体稀释法、刃天青显色法结合涂布平板法测定最小抑菌浓度（MIC）、最小杀菌浓度（MBC）, 结果发现益智 80%乙醇提取黄酮类的抑菌效果最佳, 且 MIC 为 1.875mg/mL, MBC 为 1.875mg/mL。从益智中分离出益智酮甲、杨芽黄素、白杨素、胡萝卜苷、oxyphyllenone B、邻苯二甲酸-双（2′-乙基庚基）酯、1-（4′-羟基苯基）-7-（3″-甲氧基-4″-羟基苯基）-4-烯-3-庚酮等 17 个单体成分, 并采用抑制菌丝生长速率法测定这些成分的抑菌能力, 结果表明其在 0.0625～1.0mg/mL 浓度时对小麦赤霉病菌、烟草赤星病菌、马铃薯干腐病菌和马铃薯枯萎病菌均具有抑制生长的作用, 且抑菌强度与浓度呈正相关。

（七）镇静催眠作用

剂量为 240mg/kg 的益智水提物, 醇提物氯仿部位、正丁醇部位均可抑制小鼠自主活动, 增加戊巴比妥钠阈下剂量引起的小鼠入睡率和阈上剂量的睡眠维持时间, 具有较好的镇静催眠作用。

（八）抑制血管生成作用

从益智乙酸乙酯部位分离出益智酮甲和益智酮乙, 并作用于转基因荧光斑马鱼和人脐静脉内皮细胞, 进行体内和体外实验。结果表明这 2 种成分具有很好的血管生成抑制活性, 其中体外实验显示益智酮甲和益智酮乙血管生成抑制指数（AI）分别为 18、4.2, 体内实验分别为 0.65、0.25, 益智酮甲效果优于益智酮乙, 且推测二苯庚烷类为抑制血管生成的物质基础。

（九）抗糖尿病肾病作用

糖尿病患者蛋白尿症状与肾小球滤过功能相关，一氧化氮的增多会造成肾小球高滤状态，线粒体氧化应激可使肾小球系膜细胞外基质积聚增多，导致糖尿病肾病的发生。用高脂高糖饮食联合腹腔注射链脲佐菌素（STZ）制备糖尿病肾病大鼠模型，并用低、中、高剂量（100mg/kg、300mg/kg、900mg/kg）的益智提取物对糖尿病肾病大鼠灌胃给药，结果表明不同浓度的益智提取物均可控制诱导型一氧化氮合酶（iNOS）的活性和线粒体调控相关的早老素相关菱形样蛋白（PARL）的表达，从而改善糖尿病肾病症状。益智提取物（AOE）以 100mg/kg、300mg/kg、500mg/kg 剂量通过灌胃给药作用于糖尿病小鼠，结果表明 500mg/kg 剂量可使糖尿病小鼠的肌酐和尿氮素含量降低，抑制肝脏和肾脏中 PTEN 蛋白的表达，通过降低血糖浓度、增加胰岛素水平改善肾功能。采取糖尿病肾病小鼠模型，用高、中、低剂量的益智醚提取物灌胃给药，结果表明其可升高血清中超氧化物歧化酶（SOD）、过氧化氢酶（CAT）、谷胱甘肽过氧化物酶（GSH-Px）活力，降低丙二醛（MDA）含量，改善氧化应激反应，对糖尿病肾病具有一定的治疗意义。将剂量为 100mg/kg、300mg/kg、500mg/kg 的益智提取物作用于 2 型糖尿病（T2DM）小鼠，发现 500mg/kg 的益智提取物可显著降低血糖水平和尿白蛋白排泄率，并在处理小鼠粪便时，发现益智提取物可增加小鼠拟杆菌数量，表明益智提取物治疗可通过调节肠道菌群的组成，降低 T2DM 小鼠的血糖水平并减轻肾脏病理损害。

【毒理作用及不良反应】

益智果属无毒产品，其铅、砷含量比食品规定标准低很多。在急性毒性试验中采用不同浓度、相同体积的益智挥发油乳剂给小鼠灌胃后，大部分小鼠在短时间内出现精神状态欠佳、自主活动减少、呼吸急促，并在 24 小时内死亡，死亡率与受试剂量成正比，$LD_{50}=8.3269ml/kg$，相当于益智生粉给药量 2498.07g/kg，是人体用量的 1000 倍以上。

参 考 文 献

方婷，朱爱华，黄守玉，等，2021. 补肾益智颗粒治疗阿尔茨海默病有效性及安全性的 Meta 分析[J]. 中西医结合心脑血管病杂志，19（8）：1279-1284.

李海霞，覃蓉，刘娟，等，2019. 健脑益智合剂对脑瘫幼鼠模型脑组织病理学及 TNF-α 表达的影响[J]. 中医药导报，25（22）：32-34，39.

李生茂，李倩茹，张馨予，等，2021. 益智总黄酮超声辅助提取工艺的响应面法优化及其抗氧化活性评价[J]. 保鲜与加工，21（8）：43-49.

罗秀珍，余竞光，徐丽珍，等，2000. 中药益智化学成分的研究[J]. 药学学报，35（3）：204-207.

丘海冰，谢鹏，秦华珍，等，2019. 5 味山姜属中药乙醇提取物对胃溃疡寒证大鼠血清 cAMP、cGMP 的影响及其胃组织病理学观察[J]. 辽宁中医药大学学报，21（6）：28-31.

随家宁，李芳婵，郭勇秀，等，2020. 益智仁化学成分、药理作用及质量标志物研究进展[J]. 药物评价研究，43（10）：2120-2126.

王方，2019. 安神补心丸对正常小鼠及 APP/PS1 转基因老年痴呆模型小鼠记忆的影响[D]. 青岛：青岛大学.

王云龙，贾英，2020. 益智的研究进展[J]. 中医药信息，37（5）：126-131.

韦祎，谢毅强，罗嘉莉，等，2018. 南药益智仁对糖尿病肾病氧化应激 iNOS 及 PARL mRNA 表达的影响[J]. 中国医药导刊，20（12）：752-755.

夏珊，李倩茹，李生茂，2020. 基于网络药理学研究益智仁治疗阿尔兹海默症的物质基础与作用机制[J]. 中国民族民间医药，

29（22）：28-34.

张晓平，马大龙，孟凡刚，等，2019. 醒脑益智组分中药对 AD 大鼠学习记忆及氧化应激-凋亡相关研究[J]. 中国医院药学杂志，39（1）：29-33.

朱宁，马晓珊，陈春丽，等，2021. 益智醒脑方对阿尔茨海默病大鼠学习记忆能力及炎症因子的影响[J]. 陕西中医，42（7）：831-835.

宗玉涵，杨可以，岳显武，等，2020. 益智仁水煎液对糖尿病肾病小鼠的作用[J]. 中国中医药现代远程教育，18（7）：100-102.

Miyazawa M，Nakamura Y，Ishikawa Y，2000. Insecticidal sesquiterpene from *Alpinia oxyphylla* against *Drosophila melanogaster* [J]. J Agric Food Chem，48（8）：3639-3641.

Morikawa T，Matsuda H，Toguchida I，et al，2002. Absolute stereostructures of three new sesquiterpenes from the fruit of *Alpinia oxyphylla* with inhibitory effects on nitricoxide production and degranulation in RBL-2H3 cells [J]. J Nat Prod，65（10）：1468-1474.

Thapa P，Lee YJ，Nguyen TT，et al，2021. Eudesmane and eremophilane sesquiterpenes from the fruits of *Alpinia oxyphylla* with protective effects against oxidative stress in adipose-derived mesenchymal stem cells[J]. Molecules，26（6）：1762.

鸡 矢 藤

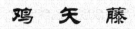

（别名：鸡屎藤、女青、主屎藤、苦楸）

茜草科植物鸡矢藤[*Paederia scandens* (Lour.) Merr.]为藤状灌木，无毛或被柔毛。鸡矢藤味甘、酸，性平，归心、肝、脾、肾经。鸡矢藤的功能为祛风活血、止痛解毒、消食导滞、除湿消肿。叶对生，膜质，卵形或披针形，长5～10cm，宽2～4cm，顶端短尖或削尖，基部浑圆，有时心状，叶上面无毛，在下面脉上被微毛；侧脉每边4～5条，在上面柔弱，在下面突起；叶柄长1～3cm；托叶卵状披针形，长2～3mm，顶部2裂。圆锥花序腋生或顶生，长6～18cm，扩展；小苞片微小，卵形或锥形，有小睫毛；花有小梗，生于柔弱的三歧常作蝎尾状的聚伞花序上；花萼钟形，萼檐裂片钝齿形；花冠紫蓝色，长12～16mm，通常被绒毛，裂片短。果阔椭圆形，压扁，长和宽6～8mm，光亮，顶部冠以圆锥形的花盘和微小宿存的萼檐裂片；小坚果浅黑色，具1阔翅。花期5～6月。基原应为鸡矢藤的干燥地上部分，鸡矢藤生于海拔200～2000m的山坡、林中、林缘、沟谷边灌丛中或缠绕在灌木上。鸡矢藤在我国陕西、甘肃、山东、江苏、安徽、江西、浙江、福建、台湾、河南、湖南、广东、香港、海南、广西、四川、贵州、云南等地均有分布。

【黎族民间及现代应用】

鸡矢藤作为常用黎药，其花、茎、叶和根均可入药，主治风湿疼痛、腹泻痢疾、脘腹疼痛、无名肿毒、跌打损伤。此外，其嫩茎又是黎族居民喜欢食用的美味野菜。

现代临床上鸡矢藤常用于治疗各种原因引起的疼痛、胃肠疾病、疮疡肿痛等。鸡矢藤注射液对临床持续性自发痛具有预防和缓解作用。剖宫产术后产妇使用吗啡镇痛会出现不良反应，而将鸡矢藤与吗啡合用，疗效显著且可以明显减少不良反应的发生。对比鸡矢藤注射液和曲马多注射液对肾绞痛的疗效，发现二者对肾绞痛的止痛效果差异无统计学意义（*P*>0.05），且鸡矢藤注射液副作用小。将鸡矢藤提取物注入关节腔，可减轻炎症病变，作用类似可的松；口服鸡矢藤全草煎剂对甲醛性"关节炎"有抑制作用。鸡矢藤与柴芍六君子汤合用治疗功能性消化不良；鸡矢藤治疗溃疡性结肠炎时，以鸡矢藤为君药，根据病情配伍其他药味，如大便出血者配伍地榆、槐花、仙鹤草，腹痛、腹胀明显者配伍枳壳、大腹皮、木香，里急后重者配伍槟榔、木香、枳实等。剖宫产术后产妇口服鸡矢藤汤，可恢复胃肠功能，促进胃肠蠕动。鸡矢藤煎水擦洗治疗疥疮，效果良好，且不易复发。此外，鸡矢藤还用于降血脂、降血糖等。

【活性成分研究】

（一）环烯醚萜苷类

用热水提取鸡矢藤茎叶，并用不同浓度的乙醇萃取，采用核磁共振、红外光谱（IR）、紫外光谱（UV）等技术鉴定出 5 个环烯醚萜苷，分别为车叶草苷、鸡矢藤苷、鸡矢藤次苷、鸡矢藤苷酸、脱乙酰车叶草苷；用 GC-MS 技术从鸡矢藤茎叶中仅检测到 3 个成分，分别为车叶草苷、鸡矢藤苷、鸡矢藤次苷。应用高分辨率核磁共振、质谱、红外和紫外光谱等技术，从鸡矢藤根的甲醇提取物中鉴定出 3 个含硫的环烯醚萜苷的二聚物。应用高效液相色谱法测定出自重庆、云南、湖北、湖南、广西、贵州的鸡矢藤药材，得到鸡矢藤苷酸、鸡矢藤苷和鸡矢藤苷甲酯的含量分别为 3～16mg/g、0.1～2mg/g、0.2～7mg/g。采用超高效液相色谱-四极杆-飞行时间串联质谱技术分析鸡矢藤的乙酸乙酯部位，鉴定出 9 个化合物，主要成分为环烯醚萜苷类化合物，分别是鸡矢藤苷、鸡矢藤苷酸、甲基鸡矢藤苷、咖啡-4-*O*-β-D-吡喃葡萄糖-鸡矢藤苷 B 和 4 个未知的环烯醚萜苷类，以及 1 个黄酮类成分蒙花苷。

（二）黄酮类

采用硅胶柱、Sephadex LH-20 柱对鸡矢藤果实和茎叶进行分离纯化，通过理化常数和波谱分析进行化合物的结构鉴定，得到山柰酚、槲皮素，4 个山柰酚苷即山柰酚-3-*O*-葡萄糖苷、山柰酚-3-*O*-芸香糖苷、山柰酚-3-*O*-芸香糖-7-*O*-葡萄糖苷、山柰酚-7-*O*-葡萄糖苷，5 个槲皮素苷即槲皮素-3-*O*-葡萄糖苷、槲皮素-3-*O*-芸香糖苷、槲皮素-3-*O*-芸香糖-7-*O*-葡萄糖苷、槲皮素-7-*O*-葡萄糖苷、槲皮素-3-*O*-芸香糖-7-*O*-木糖葡萄糖苷及黄豆苷元和蒙花苷。采用乙醇浸提法提取鸡矢藤总黄酮，在最佳提取工艺条件下总黄酮的提取量为 36.95mg/g；当鸡矢藤总黄酮质量浓度为 0.40mg/mL 时，对羟基自由基的清除率为 40%。

（三）甾醇类和三萜类

应用重结晶和理化常数等方法从鸡矢藤茎叶中提取鉴定出 γ-谷甾醇、β-谷甾醇、谷甾醇、豆甾醇、菜油甾醇等甾醇类成分。其中，β-谷甾醇的药理活性多样，主要有降血脂、抗炎、抗肿瘤的作用。采用理化常数和波谱分析等方法已从鸡矢藤中分离鉴定出齐墩果酸、熊果酸等三萜类成分。目前研究表明，三萜类化合物除具有较强的抗肿瘤作用外，还具有抗菌、抗炎、保肝等作用。挥发油含烷烃、脂肪醇、脂肪酸类化合物。采用 GC-MS 技术从鸡矢藤挥发油中鉴定出 31 种成分，共占挥发油总量的 77.16%，其中含量在 2%以上的有乙氧基戊烷、乙酸异戊酯、苯甲醛、己酸乙酯、甲酸苯甲酯、乙酸苯甲酯、乙酸-2-苯乙酯、5,6,7,7α-四氢-4,4,7α-三甲基-2（4H）-苯并呋喃酮、十五碳酸乙酯、十六碳酸和癸酸异戊酯等 11 种成分。采用水蒸气蒸馏法从广西 3 个不同产地（南宁市郊、高峰林场、武鸣县）的鸡矢藤中提取挥发油，利用 GC-MS 技术从挥发油中鉴定出 60 多种化学成分。采用理化常数和波谱分析等方法从鸡矢藤植物中分离鉴定出的烷烃类化合物有三十烷、三十一烷、三十二烷、三十三烷、三十四烷，脂肪醇类化合物有二十六烷醇、三十一烷醇，脂肪酸类化合物有乙酸、丙酸、壬酸、癸酸、月桂酸、肉豆蔻酸、花生酸、棕榈酸。

（四）微量元素和其他成分

测定海南鸡矢藤和毛鸡矢藤中微量元素含量，发现其均富含钾、钙、镁元素，毛鸡矢藤中的镍、锰、锌、铜含量均比鸡矢藤的含量高。鸡矢藤还含有茜根定-1-甲醚、苯酚、萜烯醛和熊果苷、氨基酸及二甲硫和二甲二硫等含硫有机物。

【药理活性及作用机制】

（一）抗炎、镇痛作用

鸡矢藤发挥抗炎作用是通过调节 NF-κB 信号通路实现的。鸡矢藤提取物（EPS）的主要成分为鸡矢藤苷酸甲酯和鸡矢藤苷，且其含量在 10%～90% 时，抗炎作用显著。研究证实，鸡矢藤环烯醚萜苷类成分京尼平苷在机体组织内的代谢产物京尼平能抑制 NO 的合成，从而减缓炎症进程和减少细胞损伤。鸡矢藤提取物对尿酸钠晶体诱导的大鼠急性痛风性关节炎有显著的改善作用。采用蜂毒素和福尔马林诱导的大鼠足爪持续性疼痛模型评价鸡矢藤注射液的镇痛作用，结果表明，鸡矢藤可预防和缓解持续性自发痛。以鸡矢藤苷和鸡矢藤苷酸甲酯为主要成分的鸡矢藤提取物中，当鸡矢藤苷的含量为鸡矢藤提取物总质量的50% 或鸡矢藤苷酸甲酯的含量为鸡矢藤提取物总质量的 20% 时，其镇痛效果明显。利用小鼠疼痛模型来观察鸡矢藤不同质量浓度甲醇提取物（200mg/kg、400mg/kg、800mg/kg）的镇痛效果，结果显示，当鸡矢藤甲醇提取的水溶性成分质量浓度为 800mg/kg 时，各种环烯醚萜苷类和糖类成分占主导，其镇痛效果明显；鸡矢藤甲醇提取物石油醚有效部位以20mg/kg、40mg/kg、80mg/kg 剂量对小鼠灌胃给药，结果显示，当剂量为 80mg/kg 时，亚油酸、甾醇类和维生素 E 等 GC-MS 技术分析显示的主要成分均有显著的镇痛效果，且各成分间具有一定的协同作用。由此可知，环烯醚萜类成分为鸡矢藤抗炎、镇痛作用的主要成分，抗炎活性与其化学结构有关，且其可能与糖类等成分协同增强镇痛作用。

（二）促进胃肠道功能

如果鸡矢藤环烯醚萜苷类成分结构上的羧基和羟基连接位置不同，则对胃肠活动的影响也不同。当环烯醚萜苷的化学结构 C6 位上有羟基或 C11 位上有羧基时，其致泻作用明显减弱。使用鸡矢藤 90% 乙醇提取物，研究其对蓖麻油和硫酸镁诱导的小鼠腹泻模型的影响，不同剂量鸡矢藤乙醇提取物（100mg/kg、250mg/kg、500mg/kg）对腹泻指数影响的试验结果表明，3 个剂量均能降低腹泻指数，其中 500mg/kg 作用效果最显著。鸡矢藤乙醇提取物可抑制由硫酸钡和牛奶引起的或由顺铂诱导的胃肠道蠕动加快，改善由吗啡引起的胃肠道蠕动减慢，效果类似阿片类药物，且可治疗便秘。由此可知，鸡矢藤乙醇提取物对胃肠道活动影响较大，但具体作用机制有待研究。

（三）抑菌作用

通过对鸡矢藤全草粉末进行提取分离，将得到的化合物进行抑菌活性试验，选取乳链球菌、大肠杆菌、铜绿假单胞菌和金黄色葡萄球菌作为测试菌来测定各化合物的最小抑菌浓度。结果显示,鸡矢藤酸、鸡矢藤苷、车叶草苷具有抑菌活性,且带有 S 基团的鸡矢藤酸和鸡矢藤苷活性强于车叶草苷。应用沙门菌、大肠杆菌和金黄色葡萄球菌考察鸡矢藤水提物的体外抗菌活性,结果表明鸡矢藤对沙门菌抑菌活性最强,且最小抑菌浓度为 64.5mg/mL。由此可知,鸡矢藤的环烯醚萜苷类成分有抑菌作用,且其作用强弱与化学结构有关。

(四)抗肿瘤作用

使用鸡矢藤的醇提物进行研究来考察其抗肿瘤的活性,结果显示其有较好的抗肿瘤活性,主要活性成分为环烯醚萜苷类化合物。虽已确定鸡矢藤环烯醚萜苷类成分具有抗肿瘤的活性,但如何将其更好地应用到临床中,仍需对其进行更深入的研究。鸡矢藤环烯醚萜苷浓度≤500μg/mL 时对正常小鼠成纤维细胞-3T3 无毒副作用,对人胃腺癌细胞 SGC-7901、人宫颈癌细胞 HeLa、人结肠癌细胞 HCT-116、人结肠癌细胞 COLO205、人乳腺管癌细胞 BT-549 和人乳腺癌细胞 MCF-7 的增殖均有抑制作用,此外还能够有效诱导 SGC-7901、HeLa 和 HCT-116 细胞凋亡。

(五)降血糖作用

长期服用鸡矢藤环烯醚萜类提取物可改善糖尿病小鼠体重下降和多食的症状,其中高剂量组小鼠空腹血糖比实验初期降低 37.6%,提示鸡矢藤环烯醚萜类提取物具有一定的降血糖能力。鸡矢藤提取物对链脲佐菌素所致糖尿病肾病小鼠有良好疗效,有研究者发现鸡矢藤提取物能显著降低小鼠的空腹血糖水平,以及肾脏组织中丙二醛和皮肤糖基化终产物含量,并增强超氧化物歧化酶和谷胱甘肽过氧化物酶活性,改善肾小管空泡变性和肾小球萎缩状态。因此,鸡矢藤提取物能有效降低糖尿病肾病小鼠的血糖,改善肾功能状态,并可能通过降低皮肤糖基化终产物的积聚、改善组织的氧化应激状态,发挥肾脏保护作用。鸡矢藤乙醇提取物可能通过调节胰腺组织 NO、ROS、NF-κB 水平及 Tribbles 同源蛋白 3(TRIB3)、CCAAT/增强子结合同源蛋白(CHOP)表达,减少内质网应激对胰腺的损伤,从而达到对 2 型糖尿病大鼠胰腺的保护作用,并使其血糖降低。

(六)保肝作用

鸡矢藤环烯醚萜苷能显著降低大鼠 ALT 和 AST 水平,用环烯醚萜预处理的大鼠,肝组织损伤明显减轻,谷胱甘肽、过氧化氢酶、超氧化物歧化酶水平升高,丙二醛水平降低,提示环烯醚萜苷可通过降低氧化应激水平发挥保肝作用。

(七)降尿酸、护肾作用

鸡矢藤提取物(PSE)显著降低小鼠的血清尿酸水平,其作用机制是通过抑制肝脏黄嘌呤氧化酶(XO)和血清腺苷脱氨酶活性,抑制次黄嘌呤生成,进而抑制尿酸生成,减少痛风性关节炎的发生。研究结果显示鸡矢藤中环烯醚萜苷化合物能抑制尿酸的生成,促进尿酸的分级排泄,降低血尿酸的含量,从而改善尿酸性肾病大鼠肾功能。中、高剂量鸡矢藤环烯醚萜苷化合物可明显改善高尿酸血症肾病大鼠的一般症状,降低大鼠肾指数,降低血尿酸、血肌酐、尿素氮含量和血压值，提高肾组织中一氧化氮合酶 1 的表达和下调 COX-2 的表达，对尿酸肾病大鼠有良好的防护作用。

因此，鸡矢藤可通过抑制肝脏黄嘌呤氧化酶和血清腺苷脱氨酶活性，促进尿酸的分级排泄，降低血尿酸、尿素氮含量等，多途径发挥降尿酸、护肾作用，治疗肾病效果明显。

（八）免疫调节作用

鸡矢藤环烯醚萜苷化合物可以显著改善高尿酸肾病诱发的大鼠肾脏组织损伤，抑制核因子肽（NF-κBp65）、单核细胞趋化蛋白-1（MCP-1）、α 平滑肌肌动蛋白（α-SMA）的生物活性，并能抑制 MCP-1、α-SMA 的 mRNA 的表达，从而发挥抗炎和免疫调节作用，改善高尿酸肾病大鼠的肾脏纤维化程度。鸡矢藤提取物能明显改善断奶仔猪的生产功能，与对照组比较，实验组总蛋白、白蛋白、免疫球蛋白和补体（C3、C4）水平均显著升高；CD4 细胞、CD8 细胞数量均无显著变化，但 CD4/CD8 值变化显著。由此可见鸡矢藤提取物可在一定程度上提高机体免疫功能。

【毒理作用及不良反应】

向小鼠静脉注射鸡矢藤注射液 250g/kg，3 天后小鼠活动如常，无死亡；且连续 2 周向小鼠腹腔注射鸡矢藤注射液 200g/（kg·d），小鼠活动和脏器未见异常。

参 考 文 献

陈宇峰，2009. 鸡屎藤（*Paederia scandens*）活性物质和镇痛药理活性研究[D]. 上海：第二军医大学.

高天元，雷雨恬，唐国琳，等，2020. 药用鸡矢藤药材化学成分的 UPLC-Q-TOF-MS 分析[J]. 中国实验方剂学杂志，26（17）：134-141.

高天元，唐国琳，吴情梅，等，2020. 不同产地鸡矢藤挥发油成分的 GC-MS 分析[J]. 中药材，43（1）：95-101.

黄国凯，2017. 鸡矢藤的质量标准研究[D]. 广州：广州中医药大学.

李红霞，杨磊，陈小丽，等，2017. 鸡矢藤环烯醚萜苷体外抗肿瘤活性研究[J]. 中国药师，20（12）：2117-2122.

王银萍，陈静，刘冰冰，等，2017. 中药单味药治疗痛风性肾病[J]. 中国中医药现代远程教育，15（12）：131-132.

吴剑霞，乐心逸，张蓓，等，2020. 鸡矢藤环烯醚萜苷类化合物在尿酸性肾病中的应用[J]. 中国医药工业杂志，51（7）：908-915.

Chen YF, Huang Y, Tang WZ, et al, 2009. Antinociceptive activity of paederosidic acid methyl ester (PAME) from the n-butanol fraction of *Paederia scandens* in mice[J]. Pharmacol Biochem Behav, 93（2）：97-104.

Quang DN, Hashimoto T, Tanaka M, et al, 2002. Iridoid glucosides from roots of Vietnamese *Paederia scandens*[J]. Phytochemistry, 60（5）：505-514.

Tan DC, Idris KI, Kassim NK, et al, 2019. Comparative study of the antidiabetic potential of *Paederia foetida* twig extracts and compounds from two different locations in Malaysia[J]. Pharm Biol, 57（1）：345-354.

Xie YX, Jiang E, Dai T, et al, 2020. Simultaneous determination of four iridoid glycosides from *Paederia scandens* in rat plasma by LC-MS/MS and its application to a pharmacokinetic study[J]. Curr Anal Chem, 3（16）：298-307.

Yang T, Kong B, Gu JW, et al, 2013. Anticonvulsant and sedative effects of paederosidic acid isolated from *Paederia scandens*（Lour.）Merrill. in mice and rats[J]. Pharmacol Biochem Behav, 111：97-101.

Zhou Y, Zou X, Xin L, et al, 2007. Multistage electrospray ionization mass spectrometric analyses of sulfur-containing iridoid glucosides in *Paederia scandens*[J]. Rapid Commun Mass Spectrom, 21（8）：1375-1385.

鸦 胆 子

（别名：老鸦胆、苦参子、鸦蛋子）

鸦胆子为苦木科植物鸦胆子[*Brucea javanica*（Linn.）Merr.]的灰黑色长圆形或卵形的干燥成熟果实。鸦胆子味苦、性寒，有微毒，归大肠、肝经，有清热、解毒、截疟、止痢和腐蚀赘疣等功效；主治热毒血痢、冷痢、休息痢、疟疾、痔疮、鸡眼和疣等。植物属于灌木或小乔木；嫩枝、叶柄和花序均被黄色柔毛。叶长 20～40cm，有小叶 3～15 片；小叶卵形或卵状披针形，长 5～13cm，宽 2.5～6.5cm，先端渐尖，基部宽楔形至近圆形，通常略偏斜，边缘有粗齿，两面均被柔毛，背面较密；小叶柄短，长 4～8mm。花组成圆锥花序，雄花序长 15～25（～40）cm，雌花序长约为雄花序的一半；花细小，暗紫色，直径 1.5～2mm；雄花的花梗细弱，长约 3mm，萼片被微柔毛，长 0.5～1mm，宽 0.3～0.5mm；花瓣有稀疏的微柔毛或近于无毛，长 1～2mm，宽 0.5～1mm；花药长 0.4mm；雌花的花梗长约 2.5mm，萼片与花瓣与雄花同，雄蕊退化或仅有痕迹。核果 1～4 个，分离，长卵形，长 6～8mm，直径 4～6mm，成熟时灰黑色，干后有不规则多角形网纹，外壳硬骨质而脆，种仁黄白色，卵形，有薄膜，含油丰富，味极苦。花期夏季，果期 8～10 月。产于我国福建、台湾、广东、广西、海南和云南等地。

【黎族民间及现代应用】

民间常用鸦胆子治疗热毒血痢、冷痢、休息痢、疟疾、痔疮、鸡眼和疣等，目前在临床上被广泛用于肺癌、前列腺癌和胃肠癌的治疗。我国于 1978 年开始研制鸦胆子油静脉乳剂，并将其用于各种恶性肿瘤的治疗，鸦胆子油临床应用开发的剂型主要有静脉乳剂、口服乳、颗粒剂、胶囊。研究发现，鸦胆子油乳与其他抗癌药共用时，有一定的耐药逆转作用，可以增强其他药物对耐药细胞的细胞毒作用。

【活性成分研究】

（一）苦木内酯类

在鸦胆子属植物中，苦木内酯类化合物是含量最多的特征性成分和有效成分，研究共发现 112 种苦木内酯类化合物。苦木内酯类化合物由 3 个六元环和 1 个内酯环组成基本结构，主要的结构特征是其 C8 和 C13 位多由 CH_2—O—连接，共同组成五元含氧环。其中鸦胆丁（bruceantin）在 1973 年首次从中药鸦胆子中分离得到，研究发现其具有潜在的抗肿瘤活性，但存在很强的细胞毒性，曾被列为候选化疗药。20 世纪 80 年代初，美国对鸦胆丁进行了Ⅰ期和Ⅱ期临床试验，研究发现，Ⅰ期临床试验时，注射鸦胆丁会导致血压下降，还会引起发热、恶心、厌食和轻度脱发等不良反应；Ⅱ期临床试验以成人转移性乳腺癌和恶性黑色素瘤患者为研究对象，但疗效并不理想，研究被终止。鸦胆子苦醇（brusatol）在1968年首次从鸦胆子中分离出来，据报道其具有抗白血病、抗炎、抗锥虫活性。相关研究证明鸦胆子苦醇是一个在体外抗胰腺癌效果比喜树碱更强的化合物，其对 PANC-1 和 SW1990 两种胰腺癌细胞系的 IC_{50} 值分别为 0.36μmol/L 和 0.10μmol/L。研究表明，鸦胆子苦醇的构效关系如下：①C2 位的烯醇氧和不饱和羰基氧是必需的，但是 C3 位的氧不是活性所必需的；②C11 位的 β-羟基基团是活性的重要部位；③C21 位的酯烷氧基侧链对活性稍有影响。《中药学》记载鸦胆子的壳及种子均有毒，毒性成分主要分布于水溶性的苦味成分中，而鸦胆子中水溶性的苦味成分主要为鸦胆子苷，说明鸦胆子苷可能是鸦胆子的主要毒性成分。相关文献报道显示，至 2015 年，一共有 77 个苦木内酯类化合物从鸦胆子中分离出来，主要有鸦胆子酮酸、鸦胆子酸 E～F、鸦胆子酸 E 甲酯、鸦胆丁、鸦胆丁醇、鸦胆丁醇 A～B、双氢鸦胆丁、去氢鸦胆丁醇、鸦胆子苦醇、去氢鸦胆子苦醇、去甲基鸦胆子苦醇、鸦胆他林、鸦胆亭苷 A、去甲基鸦胆丁苷 A、氨基甲酸叔丁酯鸦胆子苷 D、鸦胆子苷 A～G、鸦胆子苦烯 A、鸦胆因 A～L、脱氢鸦胆因 A～B、鸦胆双内酯酸 A～B、鸦胆双内酯苷 A～H、鸦胆双内酯 A～F/H、鸦胆子内酯苷 A～P、鸦胆子内酯 B～D/S/W 等。

（二）三萜类

迄今为止，从鸦胆子属植物中共分离得到 23 种三萜类化合物，其为该属植物中的第二大成分。该属所含的三萜类化合物具有相对复杂的立体结构，一般都含有四环母核和 1 个五元半缩酸环。

（三）生物碱类

从鸦胆子属植物中分离得到鸦胆子皂苷、铁屎米酮、11-羟基铁屎米酮、5-甲氧基铁屎米酮、5，11-双甲氧基铁屎米酮、11-甲氧基铁屎米酮等生物碱类化合物。

（四）黄酮类

从鸦胆子属植物中分离得到木犀草素 7-O-β-D-吡喃葡萄糖苷、芹菜素 7-O-β-新橙皮糖苷、毛地黄黄酮、槲皮素等多个黄酮类化合物。

（五）甾体类

从鸦胆子属植物中分离得到（20R）-3-O-α-L-拉氏吡喃酰基-孕-5-烯-3β，20-二醇、3-O-α-L-拉氏吡喃酰基-（20R）-孕-5-烯-3β，20-二醇-20-O-β-D-吡喃葡萄糖苷、3-O-α-L-拉氏吡喃酰基-（20R）-孕-5-烯-3β，20-二醇-20-O-β-D-吡喃葡萄糖苷-（1→2）-β-D-吡喃葡萄糖苷等甾体类化合物。

（六）其他成分

鸦胆子属植物中还包含其他多种化合物，如单萜及倍半萜类化合物、苯丙素类化合物、蒽醌类化合物和脂肪酸类化合物。

【药理活性及作用机制】

（一）抗肿瘤作用

鸦胆子中的苦木内酯类化合物具有很强的抗肿瘤活性，其中，研究最多的是鸦胆丁，鸦胆丁在体内外对一系列肿瘤细胞生长都有明显的抑制作用，但是在临床研究中，其对实体瘤未见明显的抑制作用。早期研究表明，鸦胆丁抗肿瘤作用主要通过干扰肽基转移酶、抑制蛋白质的合成实现。最近的研究报道表明，鸦胆丁的抗肿瘤活性很可能与其诱导细胞凋亡、细胞分化和降低 *c-MYC* 原癌基因蛋白的表达有关。鸦胆子苦醇、鸦胆丁醇（bruceantinol）、鸦胆因 A（bruceine A）、鸦胆他林（bruceantarin）等具有 3-羟基-3 烯基-2 酮结构的苦木内酯类化合物，有很强的抗肿瘤活性，均显示出对 MCF-7 和 MDA-MB-231 两种人乳腺癌细胞强烈的抑制活性，其 IC_{50} 值分别为 0.063～0.182μmol/L 和 0.081～0.238μmol/L，而且效果都强于阳性对照多柔比星。鸦胆丁醇可通过内在线粒体凋亡途径诱导 MCF-7 细胞凋亡。研究表明，鸦胆因 D 可以通过线粒体途径诱导人胰腺癌细胞 Capan-2 凋亡，表现为降低 Capan-2 细胞线粒体膜电位，降低 Bcl-2、caspase-9 和 caspase-3 的表达，诱导细胞 DNA 基因组碎裂，增加细胞在 G_1 期的比重，鸦胆因 D 也可通过激活 p38 MAPK 途径诱导胰腺癌细胞系 PANC-1 的凋亡。

另一苦木内酯类化合物是鸦胆子苦醇，研究证实其具有明显的抗肿瘤活性。鸦胆子苦醇在淋巴细胞白血病细胞 P388 中具有抑制 DNA、RNA 和蛋白质合成及氧化磷酸化的作用。鸦胆子的氯仿部位提取物有较强的抗小鼠体内 P388 淋巴细胞白血病的活性，进一步研究发现其抗 P388 淋巴细胞白血病的活性成分为鸦胆子苦醇。鸦胆子苦醇还能诱导 HL-60 细胞分化，并伴随强烈的抗增殖活性和细胞毒性，生理浓度下的鸦胆子苦醇能强烈下调癌基因蛋白 c-MYC，促进 HL-60 细胞的分化，而高浓度的鸦胆子苦醇能诱导 HL-60 细胞的凋亡，而不是细胞分化。鸦胆子苦醇对 S180 瘤株有边缘活性及抗胰腺癌的活性，鸦胆子苦醇能使癌细胞增敏，提高化疗药物的疗效，减轻化学耐药性。鸦胆子中苦木内酯类的代表性成分鸦胆子苦醇能通过抑制 Nrf-2 增强化疗药的疗效，其抑制 Nrf-2 的作用独立于它的抑制剂 Keap1、蛋白酶体和自噬蛋白降解系统，其作用机制是通过增加 Nrf-2 的泛素化和降解选择性地降低 Nrf-2 蛋白水平。

（二）抗炎作用

目前研究认为抑制基质细胞衰老和慢性炎症对于预防或转化早期上皮细胞癌具有重要价值。鸦胆子具有很好的抗癌活性，这与其抗炎活性密不可分。鸦胆子中的鸦胆子苦醇及其类似物能诱导一系列的生物应答，包括在小鼠模型上有抗炎的效果。与鸦胆子苦醇结构相关的苦木内酯类化合物，具有潜在的抗炎和抗啮齿动物关节炎的活性。鸦胆子的醇提取物能减轻巴豆油引起的耳肿胀和琼脂引起的小鼠耳部肉芽肿，鸦胆子也用于预防由放射引起的急性肠炎和口咽黏膜炎，这说明其有抗急、慢性炎症的活性。鸦胆子苦木内酯类化合物对于诱发的啮齿类动物的炎症和关节炎具有抑制活性，其中，鸦胆子苦醇具有最强的活性，其对大鼠爪部炎症和关节炎的抑制活性强于吲哚美辛。苦木内酯类作为抗炎药物的作用模式之一是稳定溶酶体膜，减少水解酶的释放，从而减轻水解酶对周围组织造成的损伤。

苦木内酯类化合物及其衍生物对脂多糖刺激的巨噬细胞产生 NO 有抑制作用，而且对 iNOS 的表达有抑制作用。鸦胆子的乙酸乙酯部位提取物对脂多糖刺激的巨噬细胞生成 NO 及 IL-6、TNF-α、IL-1β 等炎症介质有抑制作用。通过对鸦胆子苦醇进行结构修饰，合成了 40 个鸦胆子苦醇衍生物，其中一种衍生物与鸦胆子苦醇相比，对 NO 具有很强的抑制活性（IC_{50}=0.067μmol/L），而且毒性更低，其在很低剂量[2μmol/（kg·d）]时，还显示了对脂多糖和香烟烟雾（cigarette smoke，CS）诱导的慢性阻塞性肺疾病（COPD）小鼠炎症模型有很强的抑制效应，毒性比鸦胆子苦醇低很多（LD_{50}>3852μmol/kg）。

（三）抗寄生虫活性

鸦胆子苦木内酯类化合物有抑制寄生虫性原虫病的作用，如恶性疟原虫、阿米巴痢疾、和弓形虫病。鸦胆子苦醇有较强的抗恶性疟原虫活性，鸦胆子苷（bruceolide）具有较弱的抗恶性疟原虫活性，鸦胆子苦醇相关的苦木内酯类化合物中的 C15 酯基部分是抗疟疾活性的关键结构。鸦胆因 A 和 D 对中型指环虫具有明显的抗虫活性，半数效应浓度（EC_{50}）分别为 0.49mg/L 和 0.57mg/L，效果优于阳性对照药甲苯咪唑（EC_{50}=1.25mg/L）。鸦胆子粗提物显示了很强的体外抗伊氏锥虫活性，其中，苦木内酯类化合物鸦胆因 A、鸦胆丁醇、鸦胆因 C、鸦胆子苦醇及鸦胆因 B 均显示出强烈的抗锥虫活性（IC_{50} 为 2.9～17.8nmol/L），效果与标准的杀锥虫药物三氮脒（贝尼尔）（IC_{50}=8.8nmol/L）和苏拉明（IC_{50}=43.2nmol/L）相当或略优。构效关系和活性研究表明，苦木内酯类化合物的 A 环上的布枯酚（1-甲-2-羟-3-氧-4-异丙环己烯）部分和 C15 上自带的侧链对其抗锥虫活性而言是非常重要的。此外，鸦胆因 A 和鸦胆丁醇还具有抗巴贝西虫和抗阿米巴活性等。

（四）抗病毒活性

鸦胆子广泛用于多种病毒性疣的治疗，包括尖锐湿疣、扁平疣等。临床研究显示，注射鸦胆子用于尖锐湿疣治疗具有起效快、方便、低毒性、对皮肤黏膜刺激小的明显优势。

（五）降血糖作用

用糖原磷酸酶 α（GPα）抑制方法和对非糖尿病大鼠进行口服葡萄糖耐量试验（OGTT）发现，鸦胆子种子的乙醇提取物和乙酸乙酯部位，在体内外均有降低血糖的作用。苦木素类成分鸦胆因 D、鸦胆因 E 有降低血糖的作用，其降血糖效果可与格列本脲相媲美，它们可能具有促胰岛素分泌的活性。

（六）抗虫活性

鸦胆因 A～D 和鸦胆丁均可杀灭阿米巴原虫，检测 IC_{50} 为 0.019～0.386μg/mL，而且其抗恶性疟原虫活性具有同样的效果，显示了鸦胆子中苦木素类成分强大的抗虫活性。鸦胆因 A 和鸦胆因 D 驱指环虫属寄生虫作用强于甲苯咪唑，三者 EC_{50} 值分别为 0.49mg/L、0.57mg/L 和 1.25mg/L。研究发现鸦胆子苦醇、鸦胆因 B、鸦胆因 C、鸦胆因 A 和鸦胆丁醇表现出很强的抗锥虫活性，IC_{50} 为 2.9～17.8nmol/L。化合物鸦胆子苦醇、鸦胆丁、鸦胆因

A、鸦胆丁醇、脱氢鸦胆子苦醇和脱氢鸦胆因 A 具有强烈的抗巴贝西虫活性，其抗虫活性甚至高于药物二脒那嗪。研究者对鸦胆因 A 进行了体内、外研究，体外研究将鸦胆因 A 以25nmol/L 的浓度作用于犬红细胞，结果 24 小时内全部寄生虫被杀死；体内研究方面，感染巴贝西虫的实验动物犬口服鸦胆因 A 后能在实验过程中维持生命体征的稳定。

【毒理作用及不良反应】

鸦胆子不良反应少，临床应用较为安全。常见不良反应主要有轻微发热、腹泻、胸闷等，静脉注射速度不宜过快、浓度不宜过高、量不宜过大。

参 考 文 献

方孝华，2005. 鸦胆子油乳注射液质量与稳定性初步考察[J]. 海峡药学，17（5）：26-27.

刘素荣，李新红，刘娟，等，2019. 鸦胆子油乳注射液对顺铂化疗方案治疗非小细胞肺癌的效果及毒副反应的影响[J]. 临床医学研究与实践，4（29）：56-58.

朴星虎，王晓燕，郝珍珠，等，2020. 清热作用中药抗肺癌的研究进展[J]. 长春中医药大学学报，36（1）：189-193，197.

徐园，2019. 鸦胆子苦木素类抗胰腺癌活性成分及其构效关系研究[D]. 南京：南京中医药大学.

严国俊，韩露，谢辉，等，2019. 鸦胆子饮片及药渣的抗肿瘤活性比较及其鸦胆子苦醇和鸦胆子苦素 A 的含量测定[J]. 南京中医药大学学报，35（6）：714-718.

詹艳芝，2019. 鸦胆子化学成分及药理活性研究[D]. 南昌：江西中医药大学.

Kim IH，Takashima S，Hitotsuyanagi Y，et al，2004. New quassinoids，javanicolides C and D and javanicosides B-F，from seeds of *Brucea javanica* [J]. J Nat Prod，67（5）：863-868.

Liu JH，Qin JJ，Jin HZ，et al，2009. A new triterpenoid from *Brucea javanica* [J]. Arch Pharm Res，32（5）：661-666.

两 面 针

（别名：大叶猫爪簕、红倒钩簕、叶下穿针、入地金牛、麻药藤、入山虎、钉板刺、蔓椒、两背针）

两面针是芸香科植物两面针[*Zanthoxylum nitidum*（Roxb.）]的干燥根。两面针气微香，味辛辣麻舌而苦，有小毒。归肝、胃经，有行气止痛、活血散瘀、通络祛风等作用。幼龄植株为直立的灌木，成龄植株攀缘于它树上的木质藤本。老茎有翼状蜿蜒而上的木栓层，茎枝及叶轴均有弯钩锐刺，粗大茎干上部的皮刺基部呈长椭圆形枕状凸起，位于中央的针刺短且纤细。叶有小叶3～11片，萌生枝或苗期的叶其小叶片长可达16～27cm，宽5～9cm；小叶对生，成长叶硬革质，阔卵形或近圆形，或狭长椭圆形，长3～12cm，宽1.5～6cm，顶部长或短尾状，顶端有明显凹口，凹口处有油点，边缘有疏浅裂齿，齿缝处有油点，有时全缘；侧脉及支脉在两面干后均明显且常微凸起，中脉在叶面稍凸起或平坦；小叶柄长2～5mm，稀近于无柄。花序腋生。花基数为4；萼片上部紫绿色，宽约1mm；花瓣淡黄绿色，卵状椭圆形或长圆形，长约3mm；雄蕊长5～6mm，花药在授粉期为阔椭球形至近圆球形，退化雌蕊半球形，垫状，顶部4浅裂；雌花的花瓣较宽，无退化雄蕊或为极细小的鳞片状体；子房圆球形，花柱粗而短，柱头头状。果梗长2～5mm，稀较长或较短；果皮红褐色，单个分果瓣径5.5～7mm，顶端有短芒尖；种子圆珠状，腹面稍平坦，横径5～6mm。花期3～5月，果期9～11月。产于我国台湾、福建、广东、海南、广西、贵州及云南。见于海拔800m以下的温热地方，山地、丘陵、平地的疏林、灌丛、荒山草坡的有刺灌丛中较常见。

【黎族民间及现代应用】

两面针在中医临床上的应用十分广泛，可治疗风湿麻痹、牙痛、腰腿痛、跌打损伤肿痛及咽炎、淋巴结炎等疾病。两面针在我国药用历史悠久，明朝李时珍《本草纲目》记载，主治风寒湿痹、历节疼、除四肢厥气、膝痛，煎汤蒸浴，取汗。根主痔，烧末服，并煮汁浸之。两面针多用于止痛，疗效肯定，应用范围较广。治疗风湿骨痛：取其根皮与鸡蛋水煎服；止牙痛：取其根，水煎服；治疗跌打损伤，风湿骨痛：取根泡酒服用或水煎服用；治疗烫伤：取根研成粉撒布局部；治疗蛇咬伤：取根水煎服，再另用鲜根酒磨外敷；治疗胃病：用根水煎服；治疗喉闭，水饮不入：取其根捣烂，用黄糖煮，做成丸剂，含化。民间取两面针根适量，水煎服或研粉冲服，治疗头痛、牙痛、发热、支气管炎咳嗽、风湿关节痛、痈肿、皮炎等。取两面针与马鞭草、地龙、茅根适量，水煎服，治疗口腔溃烂口臭。取两面针叶与黑老虎、九里香、鸡骨香各适量，制成水丸，内服，治疗胃及十二指肠溃疡。

现代有用两面针镇痛，将其有效成分制成两面针镇痛片，治疗各类疼痛。以两面针与苦草、地胆革等制成的妇炎净胶囊，治疗妇科附件炎、盆腔炎、子宫内膜炎等。由两面针、金樱根、鸡血藤等制成的金鸥冲剂，不仅用于急慢性盆腔炎、宫颈炎、白带增多等妇科病症，用于治疗痔疮、慢性肠炎、慢性肝炎亦有良效。除此外，两面针还可用于表面麻醉、局部麻醉，用于口腔科手术可代替氯乙烷。制成溶液可行局部麻醉，用于一般门诊手术如扁桃体切除术等，麻醉效果稳定，无不良反应，亦无肝、肾损害毒副作用，注射后约1分钟即产生麻醉作用。

【活性成分研究】

两面针含有多种化学成分，主要有生物碱类、香豆素类、木脂素类等。

（一）生物碱类

两面针中含的生物碱大多具有抗癌、抑菌等药理活性，如氯化两面针碱等，能抑制肿瘤细胞生长。迄今为止从两面针分离得到此类化合物40多种，主要有两面针碱系列衍生物（nitidine derivative）、白屈菜红碱系列衍生物（chelerythrine derivative）、血根碱（sanguinarine）、崖椒定碱（fagaridine）、α-别隐品碱（α-allocryptopine）、茵芋碱（skimmianine）、单叶芸香品碱（haplopine）、氧化刺椒碱（oxyterihanine）、鹅掌楸碱（liriodenine）、木兰花碱（magnoflorine）、白鲜碱（dictamnine）、小檗红碱（berberubine）、两面针酮A（nitidumtone A）、两面针酮B（nitidumtone B）、黄连碱（coptisine）、德卡林碱（decarine）、博落回碱（bocconoline）、α-山椒素（α-sanshool）、全缘叶花椒酰胺（integriamide）、阿尔诺花椒酰胺（aronttianamide）、异阿尔诺花椒酰胺（isoaronttianamide）、2,4-二羟基嘧啶（2,4-dihydroxypyrimidine）、3,6-二异丙基-2,5-二哌嗪、加锡弥罗果碱（edulinine）、氧簕木党花板碱（oxyavicine）。

（二）香豆素类

香豆素类化合物药理作用广泛，主要有抗凝血、抗氧化、抗感染作用。从两面针中分离得到的香豆素主要有茵陈素（capillarin）、5-甲氧基异紫花前胡内酯（5-methoxymarmesin）、5,6,7-三甲氧基香豆素（5,6,7-trimethoxycoumarin）、5,7,8-三甲氧基香豆素（5,7,8-trimethoxycoumarin）、5,7-二甲基-8-（3-甲基-2-丁烯氧基）-香豆素、5-牻牛儿氧基-7-甲氧基香豆素、异茴芹素（isopimpinellin）、珊瑚菜内酯（phellopterin）等。

（三）木脂素类

木脂素类是在自然界中广泛存在的一类具有抗氧化活性的化合物。两面针中分离纯化的木脂素主要有L-芝麻脂素（L-sesamin）、L-丁香树脂酚（L-syringaresinol）、D-表芝麻脂素（D-episesamin）、L-细辛脂素（L-asarinin）、horsfieldin等。

（四）其他成分

两面针中还含有甾体类、黄酮类、酯类、有机酸等成分。甾体类：β-谷甾醇（β-sitosterol）、豆甾[stigmast-9(11)-en-3-ol]、胡萝卜苷（daucosterol）；黄酮类：牡荆素（vitexin）、香叶木苷（diosimin）、橙皮苷（hesperidine）；萜类：β-香树素（β-amyrin）、桉油烯醇（spathulenol）、异桉油烯醇（isospathulenol）、α-香附酮（α-cyperone）、γ-榄香烯（γ-elemene）、大根香叶烯（germacrene-d）等；有机酸类：顺-3-（2,3,4-三甲氧基苯基）丙烯酸[(Z)-3-(2,3,4-trimethoxyphenyl) acrylicacid]、苯甲酸衍生物（benzoic acid derivative）、紫丁香酸（syringic acid）。

【药理活性及作用机制】

氯化两面针（NC）是两面针生物碱中研究最为深入的生物碱之一，最初被发现具有抗真菌、抗炎、抗疟疾、抗病毒和镇痛等活性。进一步研究表明，氯化两面针能调控细胞内多种信号通路，从而抑制癌细胞增殖、诱导癌细胞凋亡。

（一）抗肿瘤作用

氯化两面针可通过调控多种信号通路抑制包括卵巢癌、乳腺癌、胃癌、肝癌、胶质母细胞瘤、骨肉瘤等多种肿瘤细胞的增殖，还可诱导肿瘤细胞凋亡，抑制肿瘤细胞迁移侵袭，从而起到抗肿瘤作用。

1. 抑制肿瘤细胞增殖 氯化两面针能抑制细胞周期相关蛋白、拓扑异构酶（topoisomerase，TOP）活性及 PI3K/Akt/mTOR 通路，从而抑制卵巢癌、肝癌、胶质母细胞瘤、骨肉瘤等恶性肿瘤细胞增殖。氯化两面针能显著抑制卵巢癌细胞 Skp2 的表达，使卵巢癌细胞阻滞在细胞周期的 G_2/M 期，从而抑制卵巢癌细胞增殖。在肝癌细胞中，氯化两面针与 TOP1 或 TOP2A 直接结合后可抑制 DNA 转录表达，进而诱导肝癌细胞生长周期阻滞。小剂量氯化两面针可完全抑制 TOP1 的催化活性，而大剂量的氯化两面针能在一定程度上抑制 TOP2 的催化活性。在研究氯化两面针对骨肉瘤细胞的作用时发现，氯化两面针可抑制 Akt 对 Sin1 的磷酸化，降低 Sin1 的表达，从而降低 mTOR 复合体 2（mammalian target of rapamycin complex 2，mTORC2）的活性，最终遏制骨肉瘤细胞增殖。氯化两面针通过抑制 PI3K/Akt/mTOR 信号通路的蛋白表达降低胶质母细胞瘤细胞的活力，从而使该种细胞的增殖停滞。氯化两面针可裂解 DNA 修复酶聚二磷酸腺苷核糖聚合酶（poly ADP-ribose polymerase，PARP）并增加 caspase-3 蛋白的表达，抑制神经胶质瘤细胞中的蛋白激酶 2（protein kinase 2，PK2），使细胞周期阻滞在 G_2/M 期，从而中断细胞增殖。

2. 诱导肿瘤细胞凋亡 氯化两面针诱导肿瘤细胞凋亡主要通过死亡受体途径、线粒体凋亡途径、Akt 信号通路和 Janus 蛋白酪氨酸激酶/信号转导及转录激活因子 3（JAK/STAT3）信号通路实现。

氯化两面针通过死亡受体途径诱导癌细胞凋亡。卵巢癌细胞经氯化两面针处理后，细胞中 Fas 的表达增多，可促进 Fas 与 FasL 结合并激活 caspase-8 和 caspase-3，以发挥凋亡作用，从而使癌变细胞凋亡，起到有效治疗卵巢癌的作用。

氯化两面针通过线粒体途径诱导癌细胞凋亡。Bcl-2 蛋白可通过多种途径抑制靶细胞凋亡，进而表现出抗凋亡效果，而 Bax 蛋白能与 Bcl-2 蛋白结合，以对抗 Bcl-2 蛋白的抗凋亡作用，从而促进细胞凋亡。*p53* 是一种抑癌基因，被证实具有潜在抑癌作用。氯化两面针可激活 *p53* 基因介导的凋亡信号通路，抑制鼻咽癌细胞的增殖并诱导其凋亡。氯化两面针还可以抑制急性髓细胞性白血病细胞增殖，具体机制是通过下调细胞周期蛋白 B1、CDK1、Bcl-2，裂解 PARP，上调 P27、Bax 和 caspase-3 表达，从而使细胞凋亡。氯化两面针还可通过提高凋亡蛋白表达、增加 PARP 裂解抑制细胞增殖，并诱导乳腺癌细胞周期停滞，进而促进凋亡；实验进一步发现氯化两面针也可与多柔比星协同诱导乳腺癌周期停滞和表现出细胞毒性，进而促进细胞凋亡。

氯化两面针通过 Akt 或 JAK/STAT3 通路诱导癌细胞凋亡。氯化两面针除了能显著下调 Bcl-2 家族蛋白表达水平、上调 Bax 等凋亡蛋白的表达外，还能抑制蛋白激酶 B 磷酸化，并通过其他的蛋白激酶 B 信号通路诱导细胞凋亡。在肾癌细胞中，氯化两面针可抑制肾癌细胞中蛋白激酶 B 的磷酸化，下调 Bcl-2 蛋白以触发肾癌细胞的凋亡。氯化两面针还可通过作用于 JAK1/STAT3 信号通路中的细胞因子或下游蛋白等使细胞凋亡。氯化两面针能显著降低胃癌细胞中 STAT3、CD31 和血管内皮生长因子的表达，阻断体内肿瘤血管生成，导致胃肿瘤细胞凋亡。在肝癌中，氯化两面针通过抑制肝细胞癌中 JAK1/STAT3 信号通路、提高 Bax 等凋亡蛋白的表达影响细胞增殖，促进细胞凋亡。在带有口腔鳞状细胞癌中，氯化两面针可通过抑制 STAT3 信号转导抑制肿瘤生长，并诱导癌细胞凋亡，且无肝或肾毒性。

除此之外，氯化两面针还可以通过其他途径诱导癌细胞凋亡。研究证实氯化两面针阻止了骨肉瘤细胞的生长，并使 caspase-3、caspase-9 和 Bcl-2 的表达减少，具体机制可能是通过 caspase 依赖性途径诱导细胞凋亡。氯化两面针还能通过损伤肿瘤细胞的 DNA 导致遗传信息损害，中断增殖，最后使细胞凋亡。用氯化两面针处理人类宫颈癌细胞后，发现组蛋白 Ser139 的磷酸化增加，组蛋白 Ser139 磷酸化是 DNA 损伤的典型标志，说明氯化两面针能直接损伤肿瘤细胞 DNA，进而导致人类宫颈癌细胞凋亡。

3. 抑制肿瘤转移　在适宜条件下，肿瘤细胞迁移扩散至身体其他重要器官可导致患者死亡。氯化两面针可通过抑制胞外信号调节激酶（ERK）信号通路下游蛋白的活性，如基质金属蛋白酶-2（MMP-2）和基质金属蛋白酶-9（MMP-9）的活性，影响细胞增殖、分化与细胞迁移、凋亡等；还可以抑制非受体酪氨酸激酶/类固醇受体共激活因子（nonreceptor tyrosine kinase/steroid receptor coactivator）信号通路，阻止癌细胞大范围扩散，从而尽可能地减少肿瘤细胞扩散后的不良后果。

在卵巢癌细胞中，氯化两面针通过抑制 ERK 信号转导途径，抑制 MMP-2 和 MMP-9 活性，可减少蛋白质水解，阻断卵巢癌细胞的迁移并降低其侵袭活性。在肾癌细胞、乳腺癌细胞中，氯化两面针可分别抑制蛋白激酶 B 信号通路、c-Src/FAK 相关的信号通路，并且伴随上调 P53、Bax，裂解 caspase-3 和裂解 PARP，下调 Bcl-2、caspase-3 和 PARP，从而抑制细胞的侵袭和转移。在结直肠癌细胞中氯化两面针也能抑制 ERK 信号转导途径，增加 Bax 蛋白表达以诱导其凋亡。

抑制上皮-间质转化（epithelial-mesenchymal transition，EMT）和血管生成是一种至关重要的生物调控方式。肿瘤转移过程中常伴随 EMT，在此过程中，肿瘤细胞迁移能力会大大增强并获得间质表型特征。乳腺癌细胞中加入 EMT 抑制剂后，肿瘤干细胞（CSC）特性减弱，说明 EMT 与 CSC 表型特性激活有关。氯化两面针通过抑制乳腺癌细胞相关蛋白的表达而抑制 EMT 和 CSC 样表型，从而使肿瘤细胞迁移和侵袭能力下降。氯化两面针可降低骨肉瘤细胞的侵袭能力，并且伴随糖原合成酶激酶-3β（GSK-3β）活化能力降低、snail 蛋白表达下降，使 EMT 调控减弱，说明氯化两面针通过抑制蛋白激酶 B/GSK-3β/snail 信号通路抑制 EMT，阻止肿瘤细胞迁移进程。肝癌细胞中，氯化两面针可抑制 STAT3、ERK 和 SHH（sonic hedgehog）途径的激活，破坏肿瘤的血管生成，从而极大抑制其增殖和迁移能力，可较好地阻滞肿瘤细胞迁移过程。

（二）抗炎作用

氯化两面针在抗炎方面的活性已有诸多报道。氯化两面针能够通过降低周期蛋白 A 和周期蛋白 D1 水平及增加 P53 蛋白表达，抑制人类永生化表皮细胞增殖，并诱导 S 期细胞周期停滞，从而缓解银屑病患者的皮肤炎症。氯化两面针和 TOP1 抑制剂能够通过增强蛋白激酶 B 介导的信号通路，促进产生 IL-10 而发挥抗炎作用。

（三）抗菌作用

氯化两面针可抑制脲酶活性，使得胃大部分保持强酸性并且增强胃的抗氧化作用，使幽门螺杆菌生长受限，从而有效治疗由幽门螺杆菌引起的消化性溃疡。氯化两面针还具有抑制芽孢杆菌和化脓性链球菌活性的作用。

（四）抗寄生虫作用

氯化两面针对疟原虫等寄生虫有抑制甚至杀灭作用，其具体机制是氯化两面针以与氯喹相同的效价强度抑制结晶状疟色素的形成，使血红素游离出来，对细胞产生巨大的毒性作用，从而杀灭疟原虫，达到抗疟疾的效果。氯化两面针能够有效抑制巴贝虫属和泰勒虫属寄生虫的生长，从而可能治疗此类寄生虫病。

（五）其他药理作用

氯化两面针通过调节 ERK 和蛋白质复合物 NF-κB 信号通路促使中枢神经系统恢复，并抑制小胶质细胞增生。氯化两面针显示出对乙型肝炎病毒的体外抗病毒作用，具体机制是通过抑制逆转录酶产生抗病毒的效果。氯化两面针还能通过抑制 NF-κB 受体激化蛋白配体（RANKL）诱导的 NF-κB 和活化 T 细胞核因子 c1（NFATc1）信号通路抑制破骨细胞生成，并预防卵巢切除诱导的骨丢失。此外，氯化两面针还能够降低新西兰白兔的血压，对哺乳动物可能具有一定的降压效果。

【临床使用禁忌】

两面针不能过量服用；忌与酸味食物同服。

参 考 文 献

董涛，吴倩，2019. 氯化两面针碱体外对人喉癌 Hep-2 细胞增殖、凋亡、侵袭及迁移的影响[J]. 中国医药导报，16（16）：17-20，36.

胡疆，2006. 两面针中活性成分的研究[D]. 上海：第二军医大学.

贾茗博，2020. 氯化两面针碱对胶质瘤细胞上皮-间质转化的抑制作用及机制研究[D]. 长春：吉林大学.

梁燕，2019. 氯化两面针碱对 Topo Ⅱα 介导的人口腔表皮样癌细胞多药耐药逆转作用研究[D]. 南宁：广西医科大学.

刘绍华，覃青云，方堃，等，2005. 广西十个不同产地的两面针中活性成分的分析[J]. 广西植物，25（6）：591-595.

刘延成，程风杰，蒙衍强，等，2012. 两面针化学成分、药理活性及抗肿瘤机制研究进展[J]. 天然产物研究与开发，24（4）：550-555.

吴亚俐，刘鑫，刘凯丽，等，2019. 氯化两面针碱对小鼠溃疡性结肠炎的干预作用及其机制[J]. 中国应用生理学杂志，35（6）：525-530，588.

袁翠林，娄诤，谢璐迪，等，2019. 氯化两面针碱对人食管癌 Eca109 细胞抑制作用及机制研究[J]. 中草药，50（20）：4969-4973.

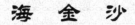

海 金 沙

（别名：金沙藤、左转藤、竹园荽）

海金沙［*Lygodium japonicum*（Thumb.）Sw.］是海金沙科多年生草质藤本植物。其性寒、味甘淡，具有清热解毒、利水通淋、利湿消肿的功效。植株高攀达 1～4m。叶轴上面有两条狭边，羽片多数，相距9～11cm，对生于叶轴上的短距两侧，平展。距长达 3mm。端有一丛黄色柔毛覆盖腋芽。不育羽片尖三角形，长宽几相等，为 10～12cm 或较狭，柄长1.5～1.8cm，同羽轴一样多少被短灰毛，两侧并有狭边，二回羽状；一回羽片2～4 对，互生，柄长 4～8mm，和小羽轴都有狭翅及短毛，基部一对卵圆形，长 4～8cm，宽 3～6cm，一回羽状；二回小羽片2～3 对，卵状三角形，具短柄或无柄，互生，掌状三裂；末回裂片短阔，中央一条长 2～3cm，宽 6～8mm，基部楔形或心脏形，先端钝，顶端的二回羽片长2.5～3.5cm，宽 8～10mm，波状浅裂；向上的一回小羽片近掌状分裂或不分裂，较短，叶缘有不规则的浅圆锯齿。主脉明显，侧脉纤细，从主脉斜上，1～2 回二叉分歧，直达锯齿。叶纸质，干后绿褐色。两面沿中肋及脉上略有短毛。能育羽片卵状三角形，长宽几相等，为12～20cm，或长稍过于宽，二回羽状；一回小羽片4～5 对，互生，相距2～3cm，长圆披针形，长 5～10cm，基部宽 4～6cm，一回羽状；二回小羽片3～4 对，卵状三角形，羽状深裂。孢子囊穗长 2～4mm，往往长远超过小羽片的中央不育部分，排列稀疏，暗褐色，无毛。产于我国江苏、浙江、安徽南部、福建、台湾、广东、香港、海南、广西、湖南、贵州、四川、云南、陕西南部。

【黎族民间及现代应用】

（一）慢性前列腺炎

慢性前列腺炎是以慢性盆腔疼痛和排尿异常为主要表现的临床综合征，是成年男性的常见病和难治病。中医辨证治疗有一定的优势，能有效缓解症状。临床大量数据表明，含海金沙的组方对慢性前列腺炎具有较好的临床效果。临床用药组方中，海金沙多与萆薢、土茯苓合用，以增强清热利湿的功效；与车前子、车前草合用，以增强利水消肿的功效；配王不留行以助其通经络；配丹皮增强止痛的作用。临床用药经验发现，海金沙与威灵仙合为药对使用具有较好的治疗慢性前列腺炎的效果。威灵仙，味辛、咸、微苦，性温，归膀胱、肝经，"宣行五脏，通利经脉，其性好走"（《本草汇言》），祛风除湿，通络止痛。海金沙，味甘、淡，性寒，归膀胱、小肠、脾经，"主通利小肠"（《嘉祐本草》），清湿热，止茎痛。研究认为湿浊化热，移热于小肠和膀胱，导致尿道灼热痒痛不适，于尿末或非排尿时出现，舌尖红，苔薄白或薄黄，脉滑。辨证处方中合用威灵仙、海金沙，以加强祛湿清热、通淋止痛的作用。

（二）尿路结石

肾结石是尿路结石中最常见的一种，属中医"腰痛""石淋"等范畴。本病的发生多以肾虚为本、湿热为标，湿热之邪蕴于肾与膀胱，影响气化及通调水道功能，水湿凝聚成邪，湿热煎熬津液，日久形成砂石。在治疗上，大多医师处方中均含有海金沙，常与金钱草、泽泻或石韦共为主药，根据患者情况辨证施治，后期常以补气益肾中药巩固疗效。有的方剂常配当归、延胡索、丹参以达到活血理气、缓急止痛的功效，同时嘱咐患者多饮水，适当跳跃，有助于结石排出。有方剂基于益气温阳活血法，重用川牛膝、当归等活血中药，加黄芪、巴戟天益气补阳，若腰痛剧烈加白芍、杜仲，小便不利加金钱草，尿血者加蒲黄，根据患者病情辨证施治，效果显著。海金沙及其组方对 8mm 以下的尿路结石具有良好的排出效果，对于较大的尿路结石，临床上一般选择碎石后再用中药促进其排出。

（三）带状疱疹

带状疱疹是一种常见的皮肤病，主要由带状疱疹病毒引起，急性发作时疼痛剧烈，且容易引起神经性疼痛等后遗症，中医称之为火带疮，民间俗称缠腰蛇、蛇带疮、蛇丹、蜘蛛疮等。少量临床报道表明，海金沙的鲜叶、孢子，外敷对带状疱疹具有较好的治疗作用，疼痛剧烈者可配合抗病毒药物口服。

（四）其他

海金沙对小儿高钙尿症具有较好的作用。特发性高钙尿症是临床病因不明、血钙正常、尿钙排泄增多的儿科常见疾病，单纯性或称无症状性镜下或肉眼血尿、尿路结石是特发性高钙尿症最常见的临床表现。

【活性成分研究】

（一）黄酮类

海金沙所含的黄酮类化合物主要有田蓟苷（tilianin）、山奈酚-7-O-α-L-吡喃鼠李糖苷（kaempferol-7-O-α-L-rhamnopyranoside）、山奈酚（kaempferol）、对香豆酸（p-coumaric acid）、胡萝卜苷（daucosterol）、β-谷甾醇（β-sitosterol）、蒙花苷（linarin）、香叶木苷（diosmin）、新西兰牡荆苷（vicenin）、小麦黄素 7-O-β-D-吡喃葡萄糖苷（tricin 7-O-β-D- glucopyranoside）、芹菜素（apigenin）。

（二）酚酸及糖类

海金沙含有对香豆酸（p-coumaric acid）、苯甲酸（benzoic acid）、香草酸（vanillic acid）、咖啡酸（caffeic acid）、原儿茶酸（protocatechuic acid）、3-甲基-1-戊醇、2-（甲基乙酰基）-3-蒈烯、环辛酮、(E)-己烯酸、十一炔。

（三）甾体类

海金沙含有罗汉松甾酮 C、lygodiumsteroside A、lygodiumsteroside B、松甾酮苷 A（ponasteroside A）、2α-羟基乌苏酸（2α-hydroxyursolic acid）、22-羟基何柏烷（22-hydroxyhopane）、木栓酮（friedelin）。

（四）挥发油类

利用 GC/MS 对海金沙挥发油进行分析，海金沙挥发油主要为两大类，烃类化合物有 6 种，相对含量仅为 4.08%；羧酸酯类有 8 种，相对含量占 94.58%。20 个组分中相对含量＞1%的物质有 5 种，分别是油酸甲酯、α-油酸单甘油酯、正二十四烷、反角鲨烯、油酸二羟基乙酯，其中 α-油酸单甘油酯和油酸二羟基乙酯分别为 47.82%和 42.77%，占总含量的 90.59%。

【药理活性及作用机制】

（一）抗菌作用

研究发现海金沙 50%全草煎剂，用平板挖沟法对金黄色葡萄球菌、伤寒沙门菌、铜绿假单胞菌、大肠杆菌均有抑制作用，并且海金沙对革兰氏阳性菌和阴性菌均有抑制作用，且对细菌的抑制作用随着浓度的增高而增强，对金黄色葡萄球菌抑制作用最强，其水提液和醇提液对金黄色葡萄糖球菌的最小抑制浓度分别为 10%、7.5%，说明醇提液抑菌浓度明显优于水提液。

（二）抗氧化作用

体外抗氧化实验结果表明，海金沙黄酮（FLJ）有一定的清除羟基自由基、超氧阴离子自由基、烷基自由基及抑制油脂过氧化的作用，海金沙黄酮作为抗氧化功能因子在保健功能食品中的应用前景广阔。另外，海金沙总黄酮能有效降低花生油过氧化，常温下添加海金沙总黄酮提取液的花生油过氧化值比对照组低 50.26%，高温下其过氧化值比对照组分别低 21.13%和 17.4%。紫外线照射花生油 10 小时，海金沙总黄酮组花生油的过氧化值比对照组低 11.85%。

（三）防治尿路结石的作用

尿路结石的发病率在逐年升高，其中以肾结石的发病率最高。80%尿路结石由草酸钙组成。高钙尿和肾组织草酸含量为草酸钙结石的重要原因，海金沙可降低草酸含量，保护肾组织上皮细胞，通过减少尿 Ca、P、尿酸（UA）分泌，升高尿 Mg 水平，增加排尿量，减弱成石因素，降低结石形成风险。海金沙提取液中的有机分子可以抑制亚稳态草酸钙晶体向热力学更为稳定的结构转化，并随着海金沙提取液浓度的增加，亚稳态草酸钙晶体尺寸变小，有利于阻止草酸钙结石的形成。对 100 例尿路结石患者采用四金排石汤治疗，总有效率 92%。有研究观察 30 例患者采用通淋肾石颗粒治疗尿路结石的疗效，结果显示总有效率为 93.34%。

（四）降血糖作用

海金沙根和根状茎水提液及醇提液可降低四氧嘧啶所致糖尿病模型小鼠的血糖，表明海金沙具有一定的降血糖作用。

（五）促进创面愈合作用

将海金沙全草提取物的水溶性成分和脂溶性成分，分别用于背部烫伤的小鼠，结果显示，脂溶性成分药液组疗效明显好于水溶性成分药液组和 75%乙醇溶液组，脱痂愈合时间最短，恢复最快。

（六）抗血管生成作用

肿瘤血管新生对肿瘤的发生、浸润、转移、复发和预后都有着重要的作用。对肿瘤组织中已经存在的血管或正在生成血管的肿瘤进行干预，阻断诱导血管生成的通路，可以有效抑制肿瘤增殖和生长，使其处于休眠状态。熊艳梅等利用应用鸡胚绒毛尿囊膜和鸡胚卵黄囊膜研究海金沙总黄酮对鸡胚血管生成的影响，发现高、中剂量总黄酮药物组的鸡胚绒毛尿囊膜和鸡胚卵黄囊膜的血管生成均减少，表明海金沙总黄酮对血管生成有一定抑制作用，并呈现剂量依赖性。

（七）利胆作用

从海金沙中分离得到的反式对香豆酸，能增加胆汁水分的分泌而增加大鼠胆汁量，不增加胆汁里胆红素和胆固醇的浓度；对香豆酸与去氢胆酸的利胆效价进行比较发现，去氢胆酸的利胆作用起效快于反式对香豆酸，虽然两药利胆作用强度和持续时间基本相同，但与去氢胆酸相比，对香豆酸既有利胆强度，又不引起肝损伤等不良反应，毒性较低，很有希望成为一种新的利胆药。海金沙的利胆作用对慢性胆囊炎具有很好的疗效，临床上常用柴胡、延胡索、香附、枳壳疏肝理气，以海金沙、鸡内金、金钱草、郁金利胆，大黄通腑，并根据血瘀情况活血化瘀。

（八）促毛发生长和抗雄性激素作用

用小鼠上唇毛囊器官培养法探讨毛伸展促进作用的研究发现，添加海金沙 50%乙醇提取物 SL-ext 培养 48 小时显示 15%的毛伸展作用，2%或 4% SL-ext 溶液剂量依赖性促进背部剃毛小鼠的毛生长，其作用强度与 1%米诺地尔涂抹组大致相同。体外实验还发现其对剃毛的小鼠背部涂抹睾酮诱发的毛发生长障碍有明显的抑制作用，表明 SL-ext 对激活睾酮转变为二氢睾酮的 5α-还原酶活性有抑制作用，海金沙 50%乙醇提取物 SL-ext 在体外能显著抑制 5α-还原酶的活性。

参 考 文 献

贾永光，丘泰球，阎杰，2006. 双频超声强化从海金沙中提取黄酮的实验研究[J]. 声学技术，25（3）：209-213.

陈丽娟，2009. 海金沙根正丁醇层化学成分研究[D]. 沈阳：沈阳药科大学.

付雪娇，2018. 海金沙诱导 H1299 细胞抗禽传染性支气管炎病毒的机理[D]. 荆州：长江大学.

高敏，刘洋洋，王龙，等，2016. 浅谈海金沙治疗小儿特发性高钙尿症[J]. 中医临床研究，8（32）：68-69.

何胜旭，孟杰，吕高荣，等，2011. 金沙藤与海金沙药理作用的比较研究[J]. 中国中药杂志，36（15）：2149-2152.

胡露红，卞荆晶，吴晓娟，2011. 海金沙提取物对实验性大鼠肾草酸钙结石形成的影响[J]. 医药导报，30（8）：1007-1010.

金继曙，都述虎，种明才，1994. 海金沙草利胆有效成分对香豆酸及其衍生物对甲氧基桂皮酸的合成[J]. 中草药，（6）：330.

兰星，李钊文，2020. 不同产地海金沙藤咖啡酸含量研究[J]. 大众科技，22（1）：29-31.

倪京丽，张晓芹，林娜，等，2020. 海金沙的临床应用及质量控制研究进展[J]. 中华中医药学刊，38（9）：17-20.

欧阳玉祝，唐赛燕，秦海琼，等，2009. 海金沙提取物体外抑菌性能研究[J]. 中国野生植物资源，28（3）：41-44.

苏育才，2005. 海金沙多糖的分离纯化及抗菌活性[J]. 福建师范大学学报（自然科学版），21（4）：82-85.

汪兰，陈功锡，杨斌，等，2009. 海金沙提取物抑菌活性的初步研究[C]//第八届全国药用植物及植物药学术研讨会. 呼和浩特：中国植物学会.

王辉，吴娇，徐雪荣，等，2011. 海金沙的化学成分和药理活性研究进展[J]. 中国野生植物资源，30（2）：1-4.

武芸，郑小江，卜贵军，等，2010. 响应面分析法优化海金沙草多糖的提取工艺[J]. 食品科学，31（18）：108-111.

袁俏冰，何晓东，何伟，等，2016. 海金沙草对鸡胚血管新生的抑制作用[J]. 广东药学院学报，32（2）：248-252.

张雷红，范春林，叶文才，等，2008. 海金沙草黄酮及酚酸类化学成分的研究[J]. 中药材，31（2）：224-226.

张雷红，范春林，张现涛，等，2006. 海金沙草中一个新的甾体苷类化合物的分离和结构鉴定[J]. 中国药科大学学报，（6）：491-493.

张雷红，叶文才，杜敏，等，2007. 海金沙科植物的化学成分及生物活性研究进展[J]. 天然产物研究与开发，19（B11）：552-557.

张雷红，殷志琦，范春林，等，2006. 海金沙地上部分的化学成分[J]. 中国天然药物，4（2）：154-155.

张雷红，殷志琦，叶文才，等，2005. 海金沙草化学成分的研究[J]. 中国中药杂志，30（19）：1522-1524.

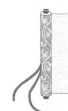

海 南 砂 仁

（别名：土砂仁、海南壳砂仁）

海南砂仁是豆蔻属植物海南砂仁（*Amomum longiligulare* T. L. Wu）的果实。味辛，性温。有化湿开胃、温脾止泻、理气安胎的功效。其株高 1～1.5m，具匍匐根茎。叶片线形或线状披针形，长 20～30cm，宽 2.5～3cm，顶端具尾状细尖头，基部渐狭，两面均无毛；叶柄长约 5mm；叶舌披针形，长 2～4.5cm，薄膜质，无毛。总花梗长 1～3cm，被长约 5mm 的宿存鳞片；苞片披针形，长 2～2.5cm，褐色，小苞片长约 2cm，包卷住萼管，萼管长 2～2.2cm，白色，顶端 3 齿裂；花冠管较萼管略长，裂片长圆形，长约 1.5cm；唇瓣圆匙形，长和宽约 2cm，白色，顶端具突出、二裂的黄色小尖头，中脉隆起，紫色；雄蕊长约 1cm，药隔附属体 3 裂，顶端裂片半圆形，二侧的近圆形。蒴果卵圆形，具钝三棱，长 1.5～2.2cm，宽 0.8～1.2cm，被片状、分裂的短柔刺，刺长不逾 1mm；种子紫褐色，被淡棕色、膜质假种皮。花期 4～6 月，果期 6～9 月。海南砂仁生长在山谷密林中，主要产于我国海南澄迈、三亚、儋州，广东徐闻、遂溪等地亦有引种。

【黎族民间及现代应用】

海南砂仁常用于治疗湿浊中阻，脾胃虚寒，呕吐，妊娠恶阻，胎动不安。用量 3～6g，入煎剂宜后下。

（一）治疗过敏性结肠炎

组方：砂仁 6～10g，党参 15～20g，茯苓 10～15g，炒白术 12～18g，炒扁豆 20～30g，莲子肉 8～10g，炒山药、薏苡仁各 15～30g，桔梗 10～12g，炙甘草 3～6g，大枣 3～5 枚。每剂药用水 500mL，浸 30 分钟，急火煎开，后改文火煎煮 30 分钟，两煎药液混合，早晚分服，每日 1 剂。

（二）治疗慢性胆囊炎

组方：砂仁、黄连、木香各 6g，柴胡、枳实、白芥子、大黄各 10g，虎杖 12g，银花、白芍各 15g，吴茱萸、甘遂、大戟各 3g。水煎服。

（三）治疗胃下垂

组方：黄芪、太子参各 10～30g，白术、砂仁各 10g，陈皮 10～15g，升麻 9～12g，枳壳 10～18g，大黄（后下）3～12g，制马钱子 2～4g，甘草 3～6g。水煎服。

（四）治疗小儿厌食症

组方：砂仁、人参、莲子、扁豆、陈皮、山药、白术、鸡内金、牡蛎各 10g，甘草 5g。水煎服，每日 1 剂，连服 1 个月为 1 个疗程。

（五）治疗小儿消化不良

组方：砂仁、焦苍术各 200g，炒车前子 100g，共研为细末。6 个月以内者每次服 1～1.5g，6 个月至 1 岁者每次服 1.5～2g，1～3 岁者每次服 2～3g，均日服 3 次，用淡糖盐水送服，如脱水重伴有酸中毒者则应配合补液。

（六）辅助治疗中晚期肝癌

组方：砂仁、柴胡、莪术、清半夏、陈皮各 12g，田基黄、生黄芪、白花蛇舌草、蒲公英各 30g，党参、茯苓各 20g，炒白术、八月札各 15g，蜈蚣 2 条，焦山楂、焦神曲、焦麦芽各 10g，甘草 6g。伴黄疸者，加茵陈蒿、赤小豆各 30g，大黄 6g；伴腹胀，双下肢浮肿，尿少者，加茯苓皮、猪苓、泽泻、冬瓜皮各 30g；伴呕血、黑便者，加三七粉 3g 冲服，白及 12g，地榆炭 15g。服用方法：水煎 300mL 分早、晚 2 次服，每日 1 剂。连服 90 天。

【活性成分研究】

（一）挥发油类

砂仁所含的挥发油类成分相对较多，2010 年版《中国药典》规定：海南砂仁中种子团含挥发油不得少于 1%。其中海南砂仁中所含挥发油类成分主要为 α-蒎烯、β-蒎烯、桉叶醇、对聚花伞素、柠檬烯、叶绿醇、亚油酸、美替诺龙、正三十一烷、生育酚等。

（二）二苯基庚烷类

从海南砂仁中分离得到 8 个二苯基庚烷类成分 3,5-二乙酰氧基-1,7-双（3,4-二羟基苯基）庚烷、1,7-双（4-羟基苯基）-5-庚烯-3-酮、1,7-双（4-羟基苯基）-3-庚酮、3-羟基-1,7-双（4-羟基苯基）庚烷、1-（3,4-二羟基苯基）-7-（4-羟基苯基）-5-庚烯-3-酮、3,5-二羟基-1-（3,4-二羟基苯基）-7-（4-羟基苯基）庚烷、3,5-二羟基-1-（3,4-二羟基苯基）-7-（4-羟基苯基-3-甲氧基苯基）庚烷、1,5-外氧基-1-（3,4-二羟基苯基）-7-（4-羟基苯基）庚烷。

【药理活性及作用机制】

（一）镇痛抗炎作用

海南砂仁挥发油具有抗炎镇痛作用。海南砂仁挥发油对二甲苯和角叉菜胶所致小鼠肿胀均有抑制作用，也可延长热致痛小鼠痛阈时间。

（二）抗氧化作用

采用 DPPH 法对从海南砂仁中分离得到的二芳基庚烷类和黄酮类化合物进行抗氧化活性测试，二苯基庚烷类化合物抗氧化活性比黄酮类化合物强，同时具有邻苯二酚和烷烃基结构的二苯庚烷类化合物抗氧化活性最强，邻苯二酚和烷羟基可能是二芳基庚烷化合物抗氧化活性的有效基团。

【毒理作用及不良反应】

以海南砂仁挥发油给小鼠灌胃，可致小鼠在短时间内自主活动减少，精神状态欠佳，呼吸急促；连续灌胃大鼠 3 个月，大鼠脾脏和肺脏出现病理改变。

参 考 文 献

邓海丹，张大维，朱虹，等，2019. 海南砂仁对醋酸致大鼠胃溃疡的保护作用及机制研究[J]. 海南医学，30（12）：1497-1500.

董琳，王勇，魏娜，等，2017. 海南砂仁不同提取部位抗氧化活性研究[J]. 海南医学院学报，23（6）：721-723.

高媛，孙涛，谢毅强，等，2016. 海南砂仁对肝源性溃疡大鼠胃黏膜 TFF1 及 TFF1 mRNA 的影响[J]. 山西中医，32（7）：52-54.

黄艳，李海龙，谭银丰，等，2018. 海南砂仁超临界萃取物中化学成分的 GC-MS 分析[J]. 海南医学，29（11）：1554-1556.

李丽丽，田文仓，刘茵，等，2018. 砂仁中化学成分及其药理作用的研究进展[J]. 现代生物医学进展，18（22）：4390-4396.

刘金鹏，2013. 佩兰和海南砂仁化学成分的分离与其抗氧化研究[D]. 杭州：浙江工商大学.

赵锦，朱毅，董志，等，2009. 海南砂仁挥发油对实验性溃疡性结肠炎小鼠抗氧化和抗 NO 自由基作用（英文）[J]. 中成药，31（9）：1334-1338.

（四）对内分泌系统的影响

目前，槟榔对内分泌系统的影响主要是槟榔碱能作用于下丘脑-垂体-肾上腺轴发挥作用。研究发现其作用机制主要通过释放促肾上腺皮质激素释放激素（CRH）和阻碍钙离子内流入肾上腺髓质嗜铬细胞而实现。槟榔碱能剂量依赖性地抑制胆碱能受体激活引起的离体灌注大鼠肾上腺儿茶酚胺的分泌，这可能与其阻断钙离子流入大鼠肾上腺髓质嗜铬细胞作用有关。槟榔碱对内分泌系统有一定的毒性作用，可引起内分泌系统失调，槟榔碱能加重小鼠代谢应激性甲状腺功能减退，但同时也发现槟榔碱能有效改善小鼠在冷应激条件下导致的甲状腺功能亢进（简称甲亢），说明其对治疗甲亢有一定的效果。

（五）抗氧化作用

研究表明，槟榔粗提取物、乙酸乙酯萃取物和水溶出物三种组分在小鼠体内都具有良好的抗氧化作用。采用 DPPH 法证实槟榔具有清除自由基作用。槟榔中酚类化合物因具有抗透明质酸酶和抗弹性蛋白酶作用，又可有效抑制皮肤组织的衰老，故具有抗老化作用。

【毒理作用及不良反应】

关于槟榔是否具有毒性，历代医家对此认识不一。但随着对槟榔研究的逐渐深入，在2003 年，世界卫生组织国际癌症研究机构将槟榔认定为一级致癌物。

（一）口腔毒性

近年来流行病学调查表明，长期嚼食槟榔可导致口腔黏膜下纤维化，且与嚼食频率和嚼食时间呈剂量依赖性。研究表明，槟榔碱可影响口腔黏膜上皮细胞、成纤维细胞、角质形成细胞和静脉内皮细胞的增殖周期，并可诱导其凋亡，进而影响细胞增殖，诱发基因突变而参与口腔鳞状细胞癌的发生。槟榔碱可诱导人牙龈成纤维细胞中转谷氨酰胺酶-2 活性，也可诱导人脐静脉内皮细胞 α-平滑肌肌动蛋白的表达，表明槟榔碱可诱导内皮细胞发生上皮-间质转化。

（二）神经毒性

槟榔的主要成分是槟榔碱，槟榔碱是毒蕈碱受体（M 型受体）激动剂，具有抗抑郁、兴奋胆碱能 M 受体及拟副交感神经毒理的作用，因而咀嚼槟榔会使人产生兴奋感，感到体力充沛，增加抗寒能力和抗饥饿能力，提高耐力和警觉性。高浓度的槟榔碱能通过诱导活性氧产生氧化应激反应，促进神经元凋亡，同时可使细胞周期停滞，诱导内皮细胞凋亡、抑制生长。

（三）肝毒性

在台湾的一项大样本调查中，筛选了 60 326 名年龄在 30～79 岁的受试者，其中 588名为肝硬化受试者，131 名为肝细胞癌受试者，调查结果发现咀嚼槟榔的受试者患肝硬化和肝细胞癌的风险增加 4.25 倍，无乙型肝炎/丙型肝炎病毒感染的受试者患肝硬化或肝细胞癌的风险比不咀嚼槟榔者增加 5.0 倍，并且咀嚼槟榔对患乙型肝炎/丙型肝炎的风险具有协同效应。用槟榔碱干预正常小鼠肝 Clone-9 细胞，观察其细胞毒性，结果发现槟榔碱作用后的 Clone-9 细胞核体积缩小、核膜凹陷、核周的异染色质富集，血清生化指标 ALT、AST、碱性磷酸酶含量明显升高，且呈剂量依赖性，谷胱甘肽转移酶活性随着槟榔碱剂量的增加而增大，提示槟榔碱可增加肝损伤风险。

（四）生殖毒性

以槟榔水提取物灌胃大鼠，观察其对膀胱逼尿肌肌条收缩活动的影响，结果发现槟榔可增加收缩波平均振幅及肌条张力，且呈剂量依赖性，机制研究表明槟榔通过胆碱能 M 受体和细胞膜 L 型钙通道发挥兴奋大鼠逼尿肌肌条的作用。有研究者发现槟榔水提取物 3.75g/kg 可显著减少小鼠精子数量，明显降低精子活动率，槟榔水提取物 7.50g/kg 对精子形态具有显著影响，可明显增加精子畸形数量。这提示槟榔可降低精子质量，抑制其生成，影响雄性小鼠的生殖功能。

参 考 文 献

郭晓杰，王盼，庞朝海，等，2021. 超高效液相色谱-三重四极杆串联质谱法同时测定槟榔籽中四种生物碱含量[J]. 食品工业科技：42（14）：257-263.

韩林，黄玉林，张海德，等，2009. 槟榔籽中抗氧化成分的提取及活性研究[J]. 食品与发酵工业，35（9）：157-159，163.

蒋立明，翟华强，2020. 基于文献研究的槟榔临床用药安全性探讨[J]. 环球中医药，13（12）：2062-2066.

唐敏敏，宋菲，陈华，等，2021. 槟榔籽提取物抗炎作用及化学成分研究[J]. 热带作物学报，42（7）：2035-2042.

海南大风子

（别名：龙角、高根、乌壳子）

海南大风子[*Hydnocarpus hainanensis*（Merr.）Sleum.]为大风子科大风子属植物。味辛，性热。有毒，归肝，脾，肾经。渐危种，国家三级保护树种，海南本地野生药用树种，木材结构密致，材质坚硬而重，耐磨、耐腐，为海南的优良名材。乔木，高6～9m，叶长圆形，革质，生于海拔300～1000m的沟谷雨林和季雨林中。分布于我国广西、云南、海南。在海南主要分布于尖峰岭、霸王岭、吊罗山、七指岭、黎母山、鹦哥岭和罗蓬岭、落笔洞、南山岭等地。越南亦有分布。目前海南大风子天然资源日趋枯竭，主要因为其生长在低海拔的山区外围，人类频繁活动，使其受到严重破坏。国内对海南大风子的研究主要集中于营养成分、活性成分分析及化学成分研究。国外野生资源极为稀少，国外关于海南大风子的研究尚未见报道。有研究对铜鼓岭国家级自然保护区植物多样性进行调查发现，在其调查的2800m²标准样地内，海南大风子的重要值较高。

【黎族民间及现代应用】

（一）民间应用

海南大风子是我国传统中药材之一，民间入药用于祛风、攻毒、杀虫等。在传统中药中，使用的大风子属植物主要有泰国大风子和海南大风子，其种子被称为"大风子"，将种子去壳、碾碎，用吸油纸包裹，加热后压榨去油再研细即得大风子霜。《本草纲目》云："能治大风疾，故名。"大风子辛热有毒，主要用于治疗麻风、杨梅疮、疥癣、酒渣鼻及攻毒杀虫。

（二）现代应用

目前，仅仅海南大风子种子及种子油得到开发利用。其种子具有祛风湿、攻毒杀虫的功效，临床多用于杨梅疮等症，其种子油可用于消炎和治疗银屑病、风湿病等症；而大风子油中的油酸、次大风子油酸、大风子烯酸、阿立普里斯酸及阿立普里酸等均对麻风杆菌感染有效，但因毒性太强，现已不用。

【常用复方及药对】

偏方：黄柏、大黄各15g，石菖蒲、白鲜皮、大风子、地肤子各20g，苦参、金银花各25g，蝉蜕7个。加水2000g，煎煮30分钟，去渣、湿洗患部，每日3次，每次10分钟。具有清热燥湿、祛风止痒的功效，适用于肛周湿疹。

大风子适量，研细，或烧存性与麻油调搽，亦可榨取大风子油搽患处，治疗疥、癣。

除直接药用其种子外，还可制备成大风子霜，其方法是，取净大风子，去壳、碾碎，用吸油纸包裹，蒸热后，压榨去油，再研粉即得，可供内服。大风子霜多入丸、散剂，如麻风丸、扫风散、脾经丸、疠风丸、防风通经散。

大风子还可治荨麻疹和酒渣鼻。治疗荨麻疹：大风子 30g、大蒜 20g，捣烂，加水100mL，煮沸约 5 分钟，涂搽患部。治疗酒渣鼻：大风子、胡桃、水银、茶叶各等分，先将茶叶与水银研合，大风子与胡桃研碎，然后混合研细，用麻油拌成糊状外用。

【活性成分研究】

（一）化学成分

据文献资料显示，从海南大风子枝条、叶片、种子、种子油中已提取出黄酮类、吡喃类、糖苷类、烯类等 9 类 40 种化学成分。其中枝条中已分离得到汉黄芩素、甘草素、sapinofuranone B、(+)-yangabin、对羟基苯甲酸、β-谷甾醇等 6 种化学成分；活性成分还包括 coniferaldehyde、桑皮苷 C、桑呋喃 G、桑呋喃 K、桑皮根素、daucosteral 等 6 种化学成分；李志勇的《中国少数民族地区有毒药物研究与应用》中记载海南大风子种子含有 D-果糖、D-葡萄糖、D-蔗糖、D-呋喃果糖等成分；田代华编写的《实用中药辞典（上）》记录海南大风子种子除含有果糖、葡萄糖、蔗糖等成分外，还含有异叶大风子腈苷、表-异叶大风子腈苷、阿立普里斯酸等 5 种成分；种子油含有大风子油酸、次大风子油酸等 6 种成分。李雪晶等从海南大风子叶的乙酸乙酯浸膏中分离得到 9 种化合物，分别是黏霉烯醇、羊齿烯醇、羽扇豆醇、α-香树素、2, 9-二甲基-2, 8-癸二烯、植烯、植醇、3, 7, 11, 15-四甲基-1, 2-十六烷二醇、3, 5-二甲基-4 羟基苯甲醛等。

（二）营养成分

海南大风子中含有丰富的矿物元素、纤维、蛋白、维生素、胡萝卜素和至少 17 种氨基酸，其中 7 种为人体必需的氨基酸。但目前未检索到相关营养成分开发利用情况。

【药理活性及作用机制】

（一）抑菌作用

海南大风子有抗麻风杆菌、皮肤致病真菌等作用。大风子油及其脂肪酸钠盐在试管中对结核杆菌及其他抗酸杆菌均有抑制作用；大风子水浸液体外对奥杜盎小孢子菌也有抑制作用。

（二）抑制癌细胞作用

用大风子、木鳖子、大黄、甘草等制成的口服枫苓合剂对体外培养的人宫颈癌细胞（HeLa）、肝癌细胞（7704）、胃癌细胞（7901）、肺腺癌细胞（A549）的生长具有抑制作用；将海南大风子枝条提取物中的 coniferaldehyde 和桑呋喃 G、桑皮根素进行毒细胞测试后发现 coniferaldehyde 对人肝癌细胞（SMMC-7721）和胃癌细胞（SGC-7901）有弱活性；桑呋喃 G 和桑皮根素对人体胃癌细胞增殖有明显抑制作用。

【毒理作用及不良反应】

大风子油及其衍生物有刺激性，内服或外用后常引起恶心呕吐、胸腹疼痛、头晕头痛、周身不适、失眠、食欲不振及全身发热，对肾脏也有刺激性；严重者可出现溶血、肾炎、肝脂肪变性等。

【临床使用禁忌】

本品性毒烈，一般只作外用，内服宜慎。必须作内服剂用时，当稀释于复方中用，不得过量或持续服用。外用也不得过量或久用。阴虚血热、胃肠炎症、目症患者均忌服。

参 考 文 献

陈焕镛, 1964. 海南植物志[M]. 北京：科学出版社.

李志勇, 2011. 中国少数民族地区有毒药物研究与应用[M]. 北京：中药民族大学出版社.

梅文莉, 李辉, 钟惠民, 等, 2011. 海南大风子活性成分研究[J]. 热带亚热带植物学报, 19（4）：351-354.

祁承经, 汤庚国, 2005. 树木学：南方本 [M]. 北京：中国林业出版社.

田代华, 2003. 实用中药词典[M]. 北京：人民卫生出版社.

吴海霞, 陈国德, 连春枝, 2013. 海南大风子研究进展[J]. 热带林业, 41（4）：17-19.

谢洲, 2012. 海南大风子叶乙酸乙酯提取物的化学成分研究[D]. 长沙：湖南中医药大学.

钟惠民, 李辉, 2010. 海南大风子营养成分分析[J]. 氨基酸和生物资源, 32（2）：74-75.

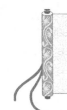

广 金 钱 草

（别名：广东金钱草、马蹄草、落地金钱、铜钱草）

广金钱草是豆科、山蚂蝗属植物广金钱草[*Desmodium styracifolium*（Osb.）Merr.]的干燥地上部分。性凉，味甘、淡。归肝、肾、膀胱经。直立亚灌木状草本，多分枝。在我国主要分布于广东、海南、广西（南部和西南部）、云南南部、四川、福建等地。生长于海拔1000m以下的山坡、草地或灌木丛中。

【黎族民间及现代应用】

（一）清热利尿

广金钱草是一种味苦性寒的中药，主要功效为清除湿热、利小便。治疗小便不利或小腹胀痛及舌苔发红、膀胱湿热等，可以直接用广金钱草煎汤服用。

（二）利湿退黄

广金钱草还能入肝、胆二经，主要功效为利湿退黄。用于湿热黄疸、头重身困、食欲减退和大便不爽、小便赤黄等症。

（三）止咳化痰

广金钱草有清除湿热的功效痰多咳嗽及气喘等症。另外广金钱草还能舒筋通络、祛风除湿，也可用于消肿解毒，对风湿骨痛和疔疮肿痛有较明显的治疗作用。

【常用复方及药对】

治疗尿路感染：广金钱草24g，车前草、海金沙、金银花各15g。水煎服，每日1剂。

治疗膀胱结石：广金钱草60g，海金沙15g。水煎服。

治疗肾结石：广金钱草24g，小茴香4.5g，大茴香45g，锦纹大黄15g（后下），萹蓄30g。净水3碗，煎至1碗服，有益于肾结石加速排出。

治疗胆囊炎：广金钱草30g，鸡内金9g。水煎服。

治疗口腔炎及喉头炎：广金钱草15～30g，煎水冲蜂蜜服。

治疗荨麻疹：广金钱草鲜全草750g，生盐30g，共捣烂外搽。另取全草60g，水煎服。

【活性成分研究】

目前研究发现广金钱草含有生物碱、黄酮类、酚类、鞣质、挥发油等成分。国内外学者对广金钱草所含的黄酮类成分有较详细的报道。

1. **黄酮类** 包括木犀草素、金圣草黄素、芹菜素-6-*C*-葡萄糖-8-*C*-阿拉伯苷、木犀草素-6-*C*-葡萄糖苷、芹菜素-6-*C*-葡萄糖-8-*C*-木糖苷、芹菜素-6-*C*-葡萄糖-8-*C*-葡萄糖苷、芹菜素、刺苞菊苷、夏佛塔苷、异牡荆苷、异荭草苷、洋芹菜苷Ⅰ、洋芹菜苷Ⅱ、异夏佛塔苷。

2. **萜类** 包括大豆皂苷B、大豆皂苷Ⅰ、22位酮基大豆皂苷B等。

3. **甾醇类** 包括豆甾醇-3-*O*-β-D-葡萄糖苷、β-胡萝卜苷、谷甾醇、豆甾醇、τ-谷甾醇。

4. **挥发油类** 包括十四酸、3, 7, 11, 15-四甲基-2-十六烷基-1-醇、6, 10, 14-三甲基-2-十五烷酮、十五烷酸、棕榈酸甲酯、异植醇、正十六烷酸、十七烷酸、棕榈酸乙酯、植醇、十八烷酸甲酯、9,12-十八碳二烯酸、硬脂酸乙酯、花生酸、花生酸乙酯、4, 8, 12, 16-四甲基十七烷-4-内酯、硬脂酸、三十三烷、二十酸、二十烷基酯、草酸。

5. **生物碱类** 包括广金钱草碱、广金钱草内酯、demodimine、(3α, 4β, 5α)-4, 5-二氢-4, 5-二甲基-3（1-吡咯基）-呋喃-2(3H)-酮。

【药理活性及作用机制】

现代药物研究表明广金钱草具有利胆利尿、抗结石、抗炎、抗氧化、保护心血管系统等药理作用，与其传统功效基本相符。

（一）利尿作用

广金钱草水煎剂对大鼠的利尿作用显著，同时对犬进行静脉滴注可使尿量明显增加。将广金钱草多糖灌胃大鼠，发现其排泄的尿液中氯离子总量增加，认为其多糖可能有利尿作用。

（二）抗结石作用

有研究探究了广金钱草提取液各个部分对草酸钙结晶速度的影响，发现广金钱草的多糖部分可以延缓水草酸钙的成核，对尿石中最常见的水草酸钙结晶生长有抑制作用。另外，邓聿胤等发现广金钱草总黄酮片具有显著的抗结石和保护肾功能的作用，通过使钙离子浓度、草酸含量、血清肌酐、尿素氮含量降低，使镁离子浓度增加，抑制草酸钙结晶的形成和聚集，抑制结石形成。

（三）利胆作用

以广金钱草注射液 8g/kg 给犬静脉滴注，从胆管收集的胆汁流量显著增加，血浆中胆囊收缩素（cholecystokinin, CCK）含量也增加，导致胆囊明显收缩。何贵坤等发现广金钱草正丁醇萃取物可能通过促进胆汁分泌，使胆汁中谷胱甘肽和血清中 γ-谷氨酰转移酶含量降低，使胆管中的 α-异硫氰酸萘酯蓄积减少，从而升高血清中环磷酸腺苷水平和 NO 的含量，发挥保肝利胆的作用。

（四）对心血管系统的影响

以广金钱草总黄酮给小鼠进行腹腔注射，能明显增加小鼠心肌营养性血流量和常压缺血耐受力；以麻醉犬进行的实验结果证明，广金钱草水提取物（3g/kg）、极性较大的黄酮类化合物（60mg/kg）、乙酸乙酯提取物（60mg/kg）都能使脑血流量明显增加，同时脑血管阻力下降，血压降低，心率稍减，其中以极性较大的黄酮作用最佳，而且它对由垂体后叶素引起的家兔心电图 T 波高耸有良好的对抗作用，能克服心律不齐和结性期前收缩现象。

【毒理作用及不良反应】

脾胃损伤是服用广金钱草后最常出现的副作用，因为广金钱草性寒凉，会加重脾胃负担，容易引起脾胃不和、脾胃虚寒及腹部疼痛等症。目前发现广金钱草还具有一定毒性，有些人服用后会出现皮肤红疹和痛痒等症。

【临床使用禁忌】

小便频繁者慎用广金钱草。

参 考 文 献

陈丰连，张文进，徐鸿华，2010. 不同采收期及不同产地广金钱草地上部分 HPLC 指纹图谱研究[J]. 中国实验方剂学杂志，16（14）：96-98.

邓聿胤，吕纪华，王丽等，2019. 广金钱草总黄酮片对大鼠肾结石的作用[J]. 世界中西医结合杂志，14（9）：1252-1255，1259.

高瑞英，郭璇华，2001. 广金钱草化学成分的分离与鉴定[J]. 中药材，24（10）：724-725.

何贵坤，黄小桃，刘美静，等，2015. 广金钱草对肝内胆汁淤积大鼠的干预作用[J]. 中药新药与临床药理，26（2）：152-156.

简洁莹，陈再智，宋丽芬，1983. 金钱草提取物对实验性心肌缺血的保护作用[J]. 广东医学，（6）：33.

金淑琴，2001. 金钱草、广金钱草、连钱草的考证及临床应用[J]. 首都医药，（11）：54.

李惠芝，袁志豪，魏永煜，1988. 广金钱草与川金钱草抑制-水草酸钙结晶的有效部分的研究[J]. 沈阳药学院学报，5（3）：208-212.

林霄，庞永太，雷艳红，等，1999. 常用利胆中药的研究动态[J]. 吉林中药，（5）：60-62.

刘琼，单春文，张素中，等，2014. 广金钱草对胆色素结石的实验研究[D]. 广州：中山大学.

孙世远，杨洗尘，1991. 金钱草及其混淆品的鉴别[J]. 吉林中医药，（4）：35.

王鑫，2018. 广金钱草中黄酮类化合物定性分析及其抗大鼠肾草酸钙结石作用的研究[D]. 石家庄：河北医科大学.

王植柔，白先忠，刘锋，等，1998. 广金钱草化学成分的研究[J]. 广西医科大学学报，（3）：12-16.

张子婷，钟轻娇，周碧瑶，等，2019. 广金钱草总黄酮的提取方法及药理作用研究进展[J]. 中国中医药现代远程教育，17（8）：107-110.

周意，卢金清，陈尊岱，等，2018. 金钱草和广金钱草挥发性成分分析[J]. 中国现代中药，20（12）：1499-1503.

Yasukawa K, Kaneko T, Yamanouchi S, et al, 1986. Studies on the constituents in the water extracts of crude drugs V on the leaves of *Desmodium styracifolium* Merr. [J]. Yakugaku zasshi journal of the Pharmaceutical Society of Japan, 106（6）: 517-519.

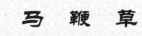

马 鞭 草

（别名：凤颈草、铁马鞭、紫顶龙芽、野荆芥）

马鞭草为马鞭草科植物马鞭草（*Verbena officinalis* Linn.）的干燥地上部分，始载于《名医别录》。味苦，性凉，归肝、脾经。马鞭草具有活血散瘀、清热解毒、利水、退黄、截疟等功效，广泛用于治疗外感发热、流感、水肿、疟疾、黄疸、咽喉肿痛、牙周炎、经闭、白喉等病症。为多年生草本植物，于每年 6～8 月花期采收。其资源丰富，以野生来源为主，在我国河南、贵州、新疆、江苏、浙江和海南等地区均有分布。

【黎族民间及现代应用】

马鞭草能清热解毒、活血散瘀、利水消肿，对皮肤疾病、各种炎症和泌尿系统疾病有较好的疗效。临床用前列通方（含有马鞭草）配合针灸治疗慢性非细菌性前列腺炎，重用马鞭草治疗慢性肾炎和慢性前列腺炎，也有用复方马鞭草汤治疗围绝经期功能失调性子宫出血，马鞭草茅根合剂治疗血尿等等。

另外，马鞭草还具有补肾益肝、消炎利水、润肠通便、解热除风、降压降脂、抗疲劳和增强免疫力等功效；马鞭草还可减轻静脉曲张、腿部水肿等。

【常用复方及药对】

1. 治疗乳腺炎　乳腺炎初期，取马鞭草 15g、生姜 5g、橘子叶 7 片，上药一同水煎，去渣取药液，再加少量米酒，分 3 次餐后服用。每日 1 剂，连服 1 周。

2. 治疗疮疖肿　马鞭草 30g，水煎，滤取药液，分 3 次服，每日 1 剂；再用马鞭草适量，洗净，加白糖少许，一同捣烂，外敷患处，每日 1 次，连用 3 天。

3. 治疗牙周炎　马鞭草 15g，水煎，取药液，分 3 次服。每日 1 剂，连服 3 剂。对牙髓炎、牙槽脓肿也有疗效。

【活性成分研究】

马鞭草在临床上应用广泛，早在 1908 年便有学者对其化学成分展开了相关研究。马鞭草化学成分主要为黄酮类、环烯醚萜类、苯乙醇苷类、三萜类、二萜酚类、甾醇类、挥发油类等，其中环烯醚萜类是马鞭草的特征性成分。

（一）黄酮类

黄酮类为马鞭草的主要成分，主要有甘草素、栗苷、蒿亭、胡麻素、nepetin、木犀草素、山柰酚、槲皮素、异鼠李素、芹菜素、杨梅素、杨梅苷、蒿黄素、香叶木素、4′-羟基汉黄芩素、木犀草素-7-*O*-葡萄糖苷、芹菜素-7-*O*-葡萄糖苷、槲皮素-3-*O*-葡萄糖苷、胡麻黄素-6-*O*-葡萄糖苷、金合欢素-7-*O*-芸香糖苷和 8-羟基-柚皮素-4′-甲基醚等。

（二）环烯醚萜类

环烯醚萜类是马鞭草的特征性成分，研究表明马鞭草中的环烯醚萜类成分具有较好的抗炎、镇咳、抗菌、抗病毒、抗早孕等作用。主要有马鞭草苷、9-羟基木犀苷、戟叶马鞭草苷、3, 4-二氢马鞭草苷、5-羟基马鞭草苷、钩吻醇、三叶草苷、当药苦苷、龙胆苦苷、桃叶珊瑚苷、大叶苷等。

（三）三萜类及二萜酚类

马鞭草中三萜类成分主要为熊果酸、齐墩果酸、马尾柴酸、3α, 24-二羟基齐墩果酸、熊果酸内酯、3-表熊果酸、3-表齐墩果酸、3α, 24-二羟基熊果酸、羽扇豆醇等。除三萜类成分外，马鞭草中还含有鼠尾草酚、鼠尾草酸、迷迭香酚、异迷迭香酚、迷迭香酸等二萜酚类成分。

（四）苯乙醇苷类及甾醇类

近年来，乙酰基苯乙醇类化合物成为马鞭草化学成分的研究热点。其代表性成分主要有毛蕊花糖苷、异毛蕊花糖苷、阿克替苷、马替诺皂苷、3, 4 二羟基-苯乙醇、cistanoside E、parvifloroside B、campneoside I 等。此外，马鞭草中的甾醇类成分 β-谷甾醇、7α, 22*S*-二羟基谷甾醇、β-谷甾醇-β-D-葡萄糖苷等也受到了研究人员的关注。

（五）挥发性化学成分

研究表明，马鞭草中的挥发油类成分主要为萜类、烷烃类和杂环类，具有较强的抗菌作用。其中含量较高的成分为乙酸、芳樟醇、葎草烯、大根香叶烯-*d*、α-依兰烯、十五烷、反-石竹烯、α-姜黄烯、γ-芹子烯、反-β-金合欢烯、紫穗槐烯、1-乙基-2-甲基环癸烷、白菖蒲油烯、β-榄香烯、β-没药烯、顺-α-没药烯、(–)-石竹烯氧化物、β-杜松烯、α-雪松醇等化合物。

（六）其他成分

除上述成分外，研究人员还从马鞭草中分离得到了十六酸、十六酸甲酯、十六酸乙酯、鞣质、腺苷、苦杏仁酶、强心苷、水苏碱、β-胡萝卜素、二氢咖啡酸丙酯、2-羟基-3-甲氧基蒽醌、苦味酸等化学成分。

【药理活性及作用机制】

（一）抗肿瘤作用

1. 对人绒毛膜癌细胞作用　马鞭草醇提液对人胎盘绒毛膜癌（JAR）、人肝癌、人胚肺 2 倍体成纤维细胞株的抑制作用研究结果显示，其对人绒毛膜癌细胞有明显抑制作用，而对其他两种细胞无抑制作用，具有特异性。氯仿部位对人胎盘绒毛膜癌细胞抑制作用明显，称为马鞭草有效 C 部位。进一步研究显示马鞭草有效部位的作用机制为抑制 JAR 细胞人绒毛膜促性腺激素（hCG）的分泌，并通过改变 Bcl-2 和 Bax、下调 FasL 的表达诱导 JAR 细胞发生凋亡。

4′-甲醚黄芩素是马鞭草有效 C 部位中提取的单体成分，能抑制人绒毛膜癌细胞的增殖，诱导凋亡，提高人绒毛膜癌细胞内 Ca^{2+} 浓度，降低端粒酶逆转录酶（hTERT）mRNA 的表达。这可能与抑制 survivin 抗凋亡活性，直接激活 p38 MAPK 信号通路，活化 caspase-3 有关。4′-甲醚-黄芩素对化疗药物具有协同增效作用，可显著逆转人绒毛膜癌多药耐药细胞株 JAR/VP16 对鬼臼乙叉苷、甲氨蝶呤、放线菌素、放线菌素 D 的耐受性，并且耐药细胞中 MDR1、MRP1 等耐药相关基因及 Bcl-2、p63 等凋亡抑制基因表达降低，而 Apaf-1、ASC 等凋亡促进基因表达升高。

2. 对小鼠肉瘤 S180 的作用　采用 S180 皮下种植瘤小鼠模型，观察马鞭草醇提液与紫杉醇单用及联用对小鼠皮下瘤的生长抑制作用，结果显示，不论是体内还是体外，紫杉醇和马鞭草醇提液联合应用抑瘤效果均明显强于紫杉醇单独用药。

3. 对慢性淋巴细胞白血病细胞的作用　马鞭草挥发油及活性成分柠檬醛能够诱导慢性淋巴细胞白血病细胞凋亡，其机制是直接激活关键凋亡蛋白 caspase-3 的表达。

4. 对 H22 荷瘤小鼠的作用　给予肝癌 H22 荷瘤小鼠煎煮过滤浓缩制得的马鞭草水提取物（32mg/kg，10 天）。结果显示，马鞭草水提取物及水提取物加化疗组肿瘤质量明显低于对照组，抑瘤率分别为 40.3% 和 44.8%；动物体重增长明显低于肿瘤对照组，提示马鞭草水提取物可明显抑制荷瘤小鼠体内肿瘤的生长，但对荷瘤小鼠的体重增长和脾脏重量有一定降低作用。马鞭草水提取物与顺铂联合用药，对肝癌 H22 荷瘤小鼠具有协同抑瘤作用。

（二）抗炎镇痛作用

马鞭草水煎液和醇提液（含生药 1mg/mL）镇痛作用研究结果显示，其能显著抑制小鼠扭体反应，延长热板引起的痛阈值；可明显抑制二甲苯所致小鼠耳肿胀和角叉菜胶引起的大鼠足趾肿胀，减少大鼠棉球肉芽肿的重量，提示两种提取物均有明显的抗炎镇痛作用。

马鞭草地上部分的石油醚、氯仿、甲醇 3 种提取物，均对角叉菜胶引起的大鼠足趾肿胀有抑制作用，其中石油醚提取物抑制活性最高。将 50% 马鞭草甲醇提取物制成的不同浓度外用制剂，局部涂抹于角叉菜胶所致大鼠足趾肿胀部位。同时，再涂抹于大鼠左后脚背，局部注射甲醛并观察大鼠舔脚背的次数，发现含 3% 马鞭草甲醇提取物的外用制剂与吡罗昔康抗炎效果一致，而镇痛效果低于水杨酸甲酯。

（三）调节免疫作用

用 95% 的乙醇提取马鞭草全，加生理盐水配制成 2mg/mL 马鞭草醇提物，研究马鞭草抗感染的免疫活性机制。结果表明，醇提物对小鼠 T 细胞增殖能力、抗体形成细胞分泌抗体的能力具有明显的增强效应，对小鼠吞噬细胞功能则具有明显抑制效应，提示醇提物能增强小鼠 T、B 淋巴细胞免疫功能和抑制小鼠吞噬细胞功能。此外，马鞭草醇提物对小鼠 IL-2 的生物活性具有增强作用，提示该药在机体的抗感染、抗肿瘤作用可能与其免疫增强作用有关。

（四）神经保护作用

通过利用乳酸脱氢酶试剂盒、4′, 6-二脒基-2-苯基吲哚染色和形态学观察，发现马鞭草水提液可抑制 $A\beta_{25\sim35}$、$A\beta_{1\sim42}$ 所致的细胞毒作用，减少神经元凋亡，但对衣霉素、紫外线照射、过氧化氢所致的细胞损伤无保护作用。进一步的作用机制研究发现，水提液能够抑制 $A\beta$ 所致的神经元中 caspase-2、caspase-3 的激活。100μg/mL 马鞭草水提液可减少应激活化蛋白激酶和双链 RNA 依赖的蛋白质激酶磷酸化水平。在行为学试验中，其水煎液能够提高老年痴呆模型小鼠学习记忆能力，提示马鞭草可成为治疗老年痴呆的一种神经保护剂。马鞭草还可以明显改善局灶性脑缺血再灌注大鼠的海马 CA1 区的损伤程度，增加神经元存活数，同时显著延长亚硝酸钠中毒缺氧小鼠的存活时间。

（五）抗早孕作用

用甲醇渗漉法提取马鞭草，回收甲醇，依次以石油醚、氯仿、乙酸乙酯溶解，回收溶剂，分别得 A、B、C 3 个部位。取马鞭草甲醇渗滤液，回收甲醇 D 部位。观察马鞭草以上 4 个部位及米非司酮对蜕膜细胞形态、增殖、细胞凋亡及细胞周期动力学的影响。结果发现浓度在 25mg/mL 的部位 A、B、C 及 80μg/mL 米非司酮均能促进细胞凋亡，且对细胞周期无明显影响，部位 D 对蜕膜细胞生长、增殖、凋亡均无明显作用，提示马鞭草的抗早孕作用机制可能与抑制蜕膜细胞生长、促进凋亡有关。

徐昌芬等在对马鞭草醇提液的有效部位筛选中，发现氯仿部位能明显抑制绒毛膜滋养层细胞和人绒毛膜癌细胞增殖，使孕鼠胎盘滋养层细胞及蜕膜细胞出现染色质边聚、核空泡化、细胞固缩等退行性改变，明显抑制胎鼠生长。应用图像分析系统对胎盘微血管分布的绝对面积与相对面积进行定量分析，结果发现明显小于对照组。提示马鞭草氯仿部位可以很好地抑制绒毛膜滋养层细胞增殖，导致滋养细胞及蜕膜退行性改变，胎盘组织萎缩，血流量减少，从而影响胚胎正常的生长发育。

马鞭草醇提液能显著提高孕鼠的中止妊娠率，减少活胎数，并能够使小鼠胎盘微血管停止发育、固缩，表明醇提液具有明显的抗生育作用，而挥发油和水提液抗生育作用较差。马鞭草苷、3, 4-二氢马鞭草苷和 5-羟基马鞭草苷均能显著增强子宫肌条的收缩频率和振幅。

（六）抗真菌、抗氧化作用

实验采用二苯代苦味肼基自由基清除和抑制 4 种真菌菌丝生长，来系统评价马鞭草抗氧化和抗真菌活性。结果显示，50%马鞭草叶甲醇提取物和咖啡酸衍生物均有良好的抗真菌和抗氧化作用，其挥发油能有效对抗蜡状芽孢杆菌和铜绿假单胞菌，其中单体成分香芹酚能够完全抑制橘青霉菌。

（七）其他作用

马鞭草水煎剂有镇咳作用，其有效成分为 β-谷甾醇和马鞭草苷，对哺乳动物有持久的促进乳汁分泌的作用；也可促进血液凝固，对交感神经末梢有小剂量兴奋、大剂量抑制的作用；对疟原虫有抑制作用，可使疟原虫变形。另外，马鞭草还可以提高辐射后小鼠的存活率，对白细胞及血小板的数量变化有显著影响，能显著提高辐射后小鼠的超氧化物歧化酶活性，增加谷胱甘肽含量，降低丙二醛含量，提示马鞭草对辐射损伤小鼠有明显的保护作用。

【毒理作用及不良反应】

马鞭草毒性很小，不溶血，有拟副交感作用。

参 考 文 献

冯播，徐昌芬，2008. 马鞭草 C 部位单体 4'-甲醚-黄芩素对人绒毛膜癌细胞增殖的抑制作用[J]. 中国肿瘤生物治疗杂志，15（5）：444-450.

高宗丽，张亚雄，张育兰，2008. 马鞭草外用治疗寻常疣 23 例[J]. 云南中医中药杂志，29（7）：74.

郭琳，苗明三，2014. 马鞭草化学、药理及临床应用探讨[J]. 中医学报，29（9）：1345-1347.

何俊，樊瑜琪，杨丰文，等，2020. 马鞭草化学成分及药理活性研究进展[J]. 天津中医药，37（11）：1205-1212.

马珂玻，王蓓，戎瑞雪，等，2013. 超声波法提取马鞭草黄酮条件的优化及其抗菌活性研究[J]. 湖北农业科学，52（3）：645-648.

孟冰，闵冬雨，谷淑玲，2009. 5 种中药对脑缺血缺氧损伤的保护作用[J]. 徐州医科大学学报，29（9）：615-617.

谭文波，王振富，2011. 马鞭草水煎液对老年痴呆小鼠学习记忆的影响[J]. 中国民族民间医药杂志，20（20）：36-37.

吴玉，2017. 妙用马鞭草治四种病[J]. 农村百事通，（22）：46-47.

徐昌芬，卢小东，周亚东，等，1999. 人早孕绒毛滋养层细胞的分离纯化及马鞭草抗早孕机理的初步研究[J]. 解剖学杂志，22（2）：137-140.

徐华娥，袁红宇，欧宁，2008. 马鞭草醇提液小剂量时能显著增加紫杉醇的抗肿瘤活性[J]. 南京医科大学学报（自然科学版），28（10）：1275-1278.

杨海光，方莲花，杜冠华，2013. 马鞭草药理作用及临床应用研究进展[J]. 中国药学杂志，48（12）：949-952.

杨最素，罗莉，朱利群，等，2007. 4'-甲醚-黄芩素诱导绒毛膜癌 JAR 细胞凋亡的实验研究[J]. 中草药，38（8）：1203-1206.

张曙萱，王海琦，欧宁，2004. 马鞭草提取液对体外培养人早孕蜕膜细胞的影响[J]. 中国天然药物，2（4）：242-246.

张秀立，2009. 马鞭草有效成分与生物活性的研究概况[J]. 中国实用医药，4（36）：232-236.

朱利群，徐珊，罗莉，等，2007. 马鞭草有效成分对人绒毛膜癌耐药细胞株 JAR/VP16 的逆转作用研究[J]. 南京医科大学学报（自然科学版），27（5）：419-423，封 2 页.

Lai SW, Yu MS, Yuen WH, et al, 2006. Novel neuroprotective effects of the aqueous extracts from *Verbena officinalis* Linn[J]. Neuropharmacology, 50（6）：641-650.

Xu S, Chen Q, Xu CF, 2005. Effective component from *Verbena officinalis* L. inhibits proliferation and induces apoptosis of human choriocarcinoma [J]. JAR cells J Reprod Med, 14（z1）：12-18.

Xu S, Luo L, Zhu LQ, et al, 2006. Reversal effect of 4'-methylether-scutellarein on multidrug resistance of human choriocarcinoma JAR/VP16 cell line[J]. Progr Biochem Biophys, 33（11）：1061-1073.

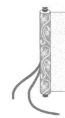

马 齿 苋

（别名：长寿菜、五行草）

马齿苋（*Portulaca oleracea* Linn.）是马齿苋科马齿苋属植物。味酸，性寒，归入大肠、肝、脾经。我国南北各地均有分布，海南主要生长毛马齿苋、四瓣马齿苋、杀生马齿苋。马齿苋适应性极强，对高温、干旱、高湿、高盐、重金属污染等逆境的适应能力强大，是优良的生态修复植物。马齿苋是药食两用的野生植物，也被世界卫生组织列为最常用的药用植物之一。

【黎族民间及现代应用】

（一）民间应用

马齿苋可入药，宋代的《开宝本草》中记载马齿苋有"利大小便，去寒热，杀诸虫，止渴，破癥结痈疮"等功效。明代的《本草纲目》中记载马齿苋可以"散血消肿，利肠滑胎，解毒通淋，治产后虚汗"。清代的《生草药性备要》中记载其能"治红痢症，清热毒，洗痔疮疳疔"。传统应用马齿苋治血痢、小便热淋、赤白带下等症。

（二）现代应用

现代研究表明，马齿苋具有解毒、消炎、止痒、消肿、促进溃疡愈合、抑制大肠杆菌、伤寒沙门菌、金黄色葡萄球菌及志贺菌的作用。

马齿苋作为既是食品又是药品的资源之一，在各行各业产品的研制方面展现出较大的潜力。在食品方面，因马齿苋性寒、味酸且具有清热作用，对其制备工艺进行研究，研制出了一种营养可口的马齿苋凉茶。在化妆品方面，临床试验观察发现含马齿苋提取物护肤品对寻常痤疮的治疗效果较好，患者在治疗 2 周及 4 周后血清中 TNF-α 与 IL-4 水平明显低于对照组，具有抗炎作用。可能因为马齿苋提取物中富含植物中少有的 ω-3 多不饱和脂肪酸，从而对寻常痤疮的治疗有辅助作用。在药品方面，含有马齿苋的凉血消痔合剂对治疗痔疮有效，在实验过程中尚未发现存在不良反应及毒性。在日常用品方面，实验人员将马齿苋水提取物作为天然抑菌成分制备抑菌洗手液，其起泡性好，去污力强，皮肤刺激性小，且具有抑菌作用。

【活性成分研究】

（一）营养成分

马齿苋的主要营养成分中膳食纤维含量最高，其次为总糖和蛋白质，脂肪含量最低，符合高纤低脂的饮食潮流。此外，受种植地区、生长期不同的影响，马齿苋中各种氨基酸含量也有所不同。马齿苋至少含有 17 种不同的氨基酸，氨基酸种类较齐全，含人体所需的 7 种必需氨基酸总量为 4.99～9.68g/100g，占总氨基酸的 47.45%～48.97%，高于联合国粮食及农业组织/世界卫生组织（FAO/WHO）推荐的成人 40%氨基酸模式；野生马齿苋中谷氨酸含量最高，达 2.68g/100g。此外，马齿苋还含有多种维生素和矿物质元素，如维生素 C、β-胡萝卜素、钾、钙、铁等及人体所需的微量元素硒。

（二）主要功能成分

目前分离得到的马齿苋主要活性成分有多糖、酸类、挥发油及酯类、生物碱类、黄酮类、儿茶酚胺类、环肽类等。

1. 多糖　组成马齿苋多糖的单糖种类较多，目前检测到的单糖包括半乳糖、阿拉伯糖、鼠李糖、葡萄糖、木糖、果糖和甘露糖等成分，其中半乳糖所占比重较高，可达 50.10%。

2. 酸类　马齿苋中酸类物质包括柠檬酸、L-苹果酸、琥珀酸、反-对香豆酸等低分子有机酸，十三烷酸、二十六烷酸、9, 12-十八碳二烯酸（亚油酸）、11, 14, 17-二十碳三烯酸等长链脂肪酸，咖啡酸、阿魏酸、绿原酸和迷迭香酸等酚酸类化合物，其中亚油酸为人体必需脂肪酸。

3. 挥发油及酯类　马齿苋中挥发油的主要成分为芳樟醇（18.96%）、3, 7, 11, 15-四甲基-2-十六烯醇（13.55%）、去甲肾上腺素（6.77%）和亚麻酸酯（6.84%）等 15 种成分。采用硅胶柱色谱和 HPLC 对马齿苋全草的正己烷萃取物分离纯化后发现马齿苋中还含有亚油酸三甘油酯、α-棕榈酸单甘油酯和黑麦草素等。

4. 生物碱类　马齿苋中常见的生物碱成分有马齿苋酰胺 A、马齿苋酰胺 B、马齿苋酰胺 E、2, 5-二羧基吡咯、5-羟基-2-羧基吡啶。在近期的研究中，从马齿苋中分离出 3 个新的生物碱化合物，分别为 oleraisoindole A、oleraindole A、oleraindole B；从中还分离得到单体生物碱 β-咔啉，经 HPLC 检测，纯度达 98%以上。

5. 黄酮类　马齿苋中还存在槲皮素、山柰酚、芹菜素、橙皮苷、丁香苷、杨梅素和木犀草素等黄酮类化合物。

6. 其他化合物　除了上述成分，从马齿苋中还分离鉴定出环（亮氨酸-苯丙氨酸）、环（苯丙氨酸-酪氨酸）、环（丙氨酸-亮氨酸）、环（丙氨酸-异亮氨酸）等环二肽类化合物。此外，还含有木栓酮、4-甲基-3β-羟基-木栓烷、β-谷甾醇、羽扇豆醇、胡萝卜苷等萜类化合物。

【药理活性及作用机制】

马齿苋具有清热解毒、凉血止血、止痢的功效，临床实践中通常将其外敷用于痈肿恶疮、湿疹、蛇虫咬伤及丹毒等外科疾病，内服用于便血、热淋、崩漏下血等疾病的治疗。现代药理学研究表明，马齿苋具有抗菌、抗肿瘤、抗氧化、降血糖、降血脂等多种功效。

（一）抗菌、抗炎作用

马齿苋抗菌谱较广，对多种细菌、真菌如大肠杆菌、志贺菌、沙门菌、志贺菌、金黄色葡萄球菌及酵母菌、酿酒酵母、黑曲霉等均具有抑制作用，特别是对感染性腹泻常见菌大肠杆菌、志贺菌，机会致病菌克雷伯菌和枸橼酸杆菌具有较明显的抑制性作用，马齿苋水煮液质量浓度为 0.25～1.00g/mL 时，对以上常见菌的抑菌圈直径为 11.4～21.5mm，对大肠杆菌的抑制作用最强。马齿苋黄酮类化合物可以通过破坏细菌细胞膜，使其内容物外渗，从而达到抑菌目的。谷春梅等研究发现，马齿苋黄酮粗提物对食品中常见的污染菌如酵母菌、大肠杆菌和黑曲霉均有抑菌活性，其中对酵母菌的抑制活性最强。马齿苋提取液可通过降低面部糖皮质激素依赖性皮炎患者血清中炎症因子的水平改善面部皮肤炎症，减少皮肤红斑量，并具有保湿功能。在脂多糖的刺激下，RAW264.7 巨噬细胞上清液中 NO、IL-6、PGE$_2$ 和 TNF-α 等促炎因子的含量上升，而马齿苋生物碱可降低脂多糖刺激下巨噬细胞促炎因子的分泌量，抑制炎症反应。

（二）抗肿瘤作用

有研究通过体内外实验证实，马齿苋多糖可呈时间依赖性和剂量依赖性地抑制宫颈癌细胞 HeLa 的体外增殖，也能抑制小鼠子宫颈细胞（U14）转移瘤的生长，最高抑制率为 50.28%。马齿苋中提取的二氢高异黄酮对胃癌细胞 SCG-7901 表现出较强的细胞毒性，IC$_{50}$ 仅为 1.6μg/mL，抑制作用优于阳性对照药物丝裂霉素 C（IC$_{50}$=13.0μg/mL）。马齿苋甜菜红素能够抑制小鼠体内 S180 肉瘤的生长，与化疗阳性药物环磷酰胺联用可使环磷酰胺对肿瘤的抑制率从 50.92%升至 64.22%，同时能够减轻环磷酰胺的副作用如骨髓抑制、免疫功能和肝功能的损伤，具有减毒增效作用。

（三）抗氧化、抗衰老作用

有研究发现，在 15～60 天的生长期内，马齿苋总多酚含量不断上升，于第 60 天达到（348.5±7.9）mg/100g，总抗氧化能力持续上升，最高可达（4.3±0.1）mg GAE（没食子酸当量）/g，随生长时间的增加，DPPH 自由基清除能力也逐渐增强。有报道证实马齿苋醇提取物清除 DPPH 的能力弱于人工抗氧化剂 2,6-二叔丁基-4-甲基苯酚（BHT），但是抗大豆油脂质过氧化能力与 2,6-二叔丁基-4-甲基苯酚无明显差异，提示马齿苋醇提取物可作为抗氧化剂用于预防植物油的酸败。马齿苋多酚能够逆转 D-半乳糖诱导的老年小鼠代偿性升高的超氧化歧化酶（SOD）水平至正常值，升高血清中过氧化氢酶水平，降低脑组织和血清中丙二醛（MDA）水平，改善体内氧化应激状态，减轻海马形态学损伤，提高老年小鼠的空间记忆能力及学习能力。马齿苋醇提取物能降低 D-半乳糖衰老或自然衰老小鼠生殖系统的氧化应激水平，改善衰老小鼠子宫内膜萎缩状况，升高体内雌激素及黄体酮含量，延缓衰老。

（四）降血糖、降血脂作用

分离提取马齿苋多糖，以 50mg/kg、100mg/kg、200mg/kg 多糖剂量连续灌胃高血糖小鼠 4 周后发现，马齿苋多糖呈剂量依赖性地升高糖耐量、胰岛素水平、胰岛素敏感指数，降低小鼠空腹血糖。各剂量组马齿苋多糖均可显著降低血液中三酰甘油（TG）、总胆固醇（TC）水平，TG 含量分别下降了 7.54%、13.4%、15.9%，TC 含量分别下降了 12.1%、17.9%、

24.4%，显示马齿苋兼具降血糖与降血脂作用。C-肽是胰岛素合成过程中产生的活性肽，可增加组织对葡萄糖的利用，降低血糖。马齿苋水提物能显著提高四氧嘧啶诱导的糖尿病小鼠的血液中 C-肽水平，发挥降糖作用，此外，马齿苋水提物处理组小鼠的糖化血红蛋白值显著降低，说明马齿苋可平稳降糖。马齿苋中的多种组分如多糖、生物碱、多酚均能有效降低高血糖小鼠空腹血糖，各组血糖下降率分别为 22.23%、24.37%和 22.45%，但仍以整体给药效果最佳，血糖下降率为 26.63%，提示马齿苋各活性成分间可能有协同作用。

（五）其他作用

马齿苋醇提物能够作用于中枢及外周神经系统，使小鼠的肌肉松弛，进而延缓卡地阿唑诱导性抽搐的发作时间。马齿苋多糖可改善小鼠的胸腺指数和脾脏指数，促进淋巴细胞增殖，提高小鼠特异性细胞免疫功能，具有免疫调节的作用。马齿苋与益生菌联用能通过下调肠道相关炎症因子的表达减轻肠道炎症反应，调节血液氯离子和钙离子含量，恢复其电解质平衡，从而能有效预防模型小鼠腹泻的发生。

【毒理作用及不良反应】

马齿苋无明显毒副作用。

【临床使用禁忌】

马齿苋味酸性寒，虽能凉血止血、清热解毒，但性偏滑利，易致胎元损伤，故孕期应避免或禁止食用。

参 考 文 献

党毅，肖颖，2002. 中药保健食品研制与开发[M]. 北京：人民卫生出版社：100-101.

国家药典委员会，2020. 中华人民共和国药典（2020 年版）[M]. 北京：中国医药科技出版社.

侯金佐，赵蕊，刘玉鹏，等，2019. 马齿苋黄酮类化合物的提取及活性研究综述[J]. 安徽农学通报，25（1）：30-33.

克里斯，郭建状，冯澜，等，2012. 马齿苋多糖对衰老小鼠肠道微生态调节作用的研究[J]. 中国微生态学杂志，24（3）：233-235.

李冠文，秦楠，郭丽丽，等，2020. 马齿苋多不饱和脂肪酸的研究进展[J]. 食品安全质量检测学报，11（14）：4549-4555.

林宝妹，洪佳敏，张帅，等，2020. 马齿苋加工研究进展[J]. 保鲜与加工，20（6）：205-211.

路新国，姚颖，顾建霞，2007. 妇女孕期饮食禁忌探讨[J]. 中国中医基础医学杂志，13（1）：67-68.

王国玉，王浩宇，佟继铭，2012. 马齿苋的化学成分与药理作用研究现状[J]. 承德医学院学报，29（1）：82-85.

杨子娟，郑毅男，向兰，2007. 马齿苋的化学成分研究[J]. 中药材，30（10）：1248-1250.

叶梅荣，周玉丽，黄守程，等，2019. 不同产地马齿苋中矿质元素含量相关性分析[J]. 安徽科技学院学报，33（2）：24-28.

左瑞敏，李宏强，2019. 鲜马齿苋的古法今用综述[J]. 首都食品与医药，26（18）：6-8.

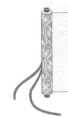

百 部

（别名：野天门冬根、白条根、白部草）

中药百部来源于百部科百部属植物直立百部[*Stemona sessicifolia*（Miq.）Miq]或对叶百部（*Stemona tuberosa* Lour.）的干燥块根。性味甘、苦，微温，归肺经。经多年采挖资源锐减，根入药，但有些地区将其茎叶捣烂煮粥灭蝇，与百部块根杀虫灭虱的功效相似。多年生攀援草本，高可达5m。茎上部缠绕。叶通常对生，广卵形，长8～30cm，宽2.5～10cm，先端锐尖或渐尖，基部浅心形，全缘或微波状，叶脉7～11条；叶柄长4～6cm。花腋生；花下具一披针形的小苞片；花被片4，披针形，黄绿色，有紫色脉纹。蒴果倒卵形而扁。花期5～6月，果期7～8月。主产湖北、广东、福建、四川、贵州。目前百部仍以野生为主。

【黎族民间及现代应用】

（一）民间应用

百部为常用中药，有润肺下气止咳、杀虫的功效，内服可治疗新久咳嗽、肺痨咳嗽、百日咳；外用可治疗头虱、体虱、蛲虫病、阴痒等病症。

（二）现代应用

百部生用或制用，生品用于驱虫灭虱，蜜制品用于润肺止咳。

【常用复方及药对】

（一）经典名方

配伍白鲜皮如百部膏，其中百部杀虫灭虱，白鲜皮清热燥湿止痒，二者共同治疗牛皮癣；配伍桔梗如止嗽散，其中百部止咳化痰，桔梗宣肺利气，二者配伍增强祛风寒之功，治寒邪侵于皮毛、连及于肺之咳嗽。

（二）现代临床用量与配伍

1. 配伍紫菀　治疗风寒犯肺证咳嗽变异性哮喘，百部善治久嗽，长于润肺止咳，紫菀可温肺下气、消痰止咳，二者共同润肺化痰、止咳平喘，百部多用20g，紫菀多用15g；治疗小儿咳嗽变异性哮喘，百部润肺止咳，紫菀化痰，二者共奏疏风解表、止嗽化痰之效，百部多用12g，紫菀多用12g；治疗风热犯肺之咳嗽，百部止咳化痰，紫菀润肺，二者共同止咳化痰，百部多用20g，紫菀多用20g；治疗过敏性咳嗽，百部润肺止咳，紫菀降气化痰止咳，二者共同降气化痰、润肺止咳，百部多用 5g，紫菀多用 5g。

2. 配伍白果　治疗风寒犯肺之哮喘，百部润肺散热、止咳化痰，白果敛肺定喘，兼以祛痰，二者共同润肺化痰止咳，百部多用 5g，白果多用 2g；治疗痰热阻肺之咳嗽，百部润肺止咳化痰，白果敛肺平喘，二者共同消风清热、肃肺止咳，百部多用 10g，白果多用 3g；治疗风寒闭肺之肺炎喘嗽，百部利气祛痰止咳，白果敛肺止咳降气化痰，二者配合肺气得顺、痰得化，百部多用 2g，白果多用 1g；治疗风热犯肺、清肃失常之肺炎喘嗽，百部润肺止咳，白果敛肺化痰，二者宣肺清热，化痰止咳，百部多用 10g，白果多用 10g。

3. 配伍雄黄　外用治疗深脓疱病，百部杀虫，雄黄清热解毒、消肿、燥湿、止痒，二者共同清热、祛湿、杀虫，百部多用 30g，雄黄多用 30g；外用治疗神经性皮炎，百部杀虫止痒，雄黄解毒、杀虫，二者达到局部疏风止痒、祛湿杀虫之效，百部多用 30g，雄黄多用 5g；外用治疗阴道炎，百部杀虫，雄黄燥湿、杀虫、止痒，共同祛风、杀虫、止痒，百部多用 15g，雄黄多用 10g。

4. 配伍白鲜皮　外用治疗带下病，百部杀虫祛湿，白鲜皮祛湿、杀虫、止痒，二者共同清热解毒、杀虫止痒，百部多用 12g，白鲜皮多用 10g；外用治疗外阴硬化性苔藓，百部具有杀虫灭虱之功，对多种细菌及皮肤真菌均有抑制作用，白鲜皮清热燥湿，泻火解毒，祛风止痒，合用共奏清热燥湿、泻火解毒、祛风止痒之效，百部多用 25g，白鲜皮多用 30g；外用治疗慢性肛周湿疹，百部多以杀虫止痒兼能润燥，白鲜皮以清热燥湿，共奏养血祛风、润燥止痒之效，百部多用 20g，白鲜皮多用 10g；外用治疗外阴白斑，百部杀虫止痒，白鲜皮清热燥湿、杀虫止痒解毒，二者共同清热燥湿、杀虫止痒、祛风解毒，百部多用 10g，白鲜皮多用 10g。

5. 配伍荆芥　治疗肺气虚、肾阳虚、心气虚夹湿热证咳嗽，百部以润肺化痰，荆芥以疏风散寒，共同润肺化痰，祛风散寒，百部多用 10g，荆芥多用 20g；治疗外感后期、肺气不宣之咳嗽，百部以润肺化痰，荆芥以疏风散寒，共同发散表邪，百部多用 18g，荆芥多用 12g；治疗风寒咳嗽，百部以润肺化痰，荆芥以加强疏散风寒之力，共同疏表宣肺，止咳化痰，百部多用 10g，荆芥多用 6g；治疗感染后咳嗽，百部以润肺止咳，荆芥辛温以疏风解表，共奏宣肺止咳、疏风散邪之功，可治诸般咳嗽，百部多用 15g，荆芥多用 15g；治疗慢性支气管炎，百部润肺止咳，荆芥解表散寒止咳，百部多用 15g，荆芥多用 15g。

6. 配伍半夏　治疗慢性支气管炎，百部以润肺止咳，法半夏以解表散寒止咳，共奏化痰止咳的作用，百部多用 15g，法半夏多用 15g；治疗小儿咳嗽，百部润肺下气止咳，法半夏化痰，百部多用 6g，法半夏多用 6g；治疗痰火扰心，百部化痰，清半夏截断生痰之源，二者共同化痰，百部多用 15g，清半夏多用 60g；治疗老年社区获得性肺炎痰湿阻肺夹瘀证，百部化痰止咳，法半夏能燥湿化痰，二者共奏燥湿化痰，止咳化瘀之功，百部多用 10g，法半夏多用 15g。

【活性成分研究】

（一）茎叶化学成分

广西产对叶百部茎叶化学成分的预试验初步确定了其可能存在蛋白质、氨基酸、香豆素、内酯、多肽、苷类、多糖、生物碱、有机酸、酚类等化学成分，为进一步进行该植物生物活性成分的确定、提取、分离、纯化研究提供了实验依据。

（二）块根化学成分

1. 非生物碱类　研究采用乙醇沉淀、DEAE-纤维素离子交换层析和 Sepharose CL-6B 凝胶过滤层析法从对叶百部中纯化得到水溶性多糖，命名为 STP-1。对叶百部的乙酸乙酯部位分离可得到掌叶半夏碱戊、胸腺嘧啶、3-羟基-4-甲氧基苯甲酸、2-（1′, 2′, 3′, 4′-四羟基丁基）-6-（2″, 3″, 4″-三羟基丁基）-吡嗪、大黄素甲醚、对羟基苯甲酸、豆甾醇和 β-谷甾醇棕榈酸酯。岳勇等运用多种色谱方法和波谱技术从对叶百部根的 95%乙醇提取物中分离得到 2′-hydroxyethyl-4-hydroxybenzoate、3-O-caffeoyl-γ-quinide、2, 5-furandimethanol。此外还有 stilbostemins N-Y(1-12) phenanthraquinone、stemanthraquinone、dihydrostilbene、香豆酸甲酯、枸杞酰胺碱、β-谷甾醇。

2. 生物碱类　采用硅胶等层析色谱分离技术，对对叶百部化学成分进行研究发现，从其根中可分离得到对叶百部新醇、双去氢新对叶百部碱、对叶百部新醇 A 和对叶百部新醇 B。刘世旺等用 80%～90%的乙醇提取对叶百部，经硅胶柱色谱分离纯化得到 4 种生物碱，经红外光谱（IR）、^{13}C-NMR、MS 和 ^{1}H-NMR 波谱方法确定化学结构分别为对叶百部烯酮、对叶百部酮、脱氢对叶百部碱和氧化对叶百部碱。岳勇等运用多种色谱方法和波谱技术从根的 95%乙醇提取物中分离得到 tuberostemonine L、tuberostemonine M、tuberostemonoxirine、9α-epi-tuberospironine、tuberostemonoxonine、neotuberostemonone D、neotuberostemonone A、neotuberostemonone B、neotuberostemonone C、didehydrotuberostemortine、9α-bis-dehydrotuberostemonine 等。此外还有金大刚碱、原百部碱、百部新碱、双去氢新对叶百部碱。

【药理活性及作用机制】

（一）抗氧化作用

对对叶百部多糖成分的抗氧化活性进行研究发现，对叶百部多糖对自由基的清除作用存在明显的量效关系并且有抗氧化能力，对于治疗肺部疾病有效。

（二）神经肌肉传导作用

有报道研究了对叶百部碱对实验动物小龙虾的神经肌肉传递作用。结果表明，对叶百部碱对谷氨酸诱导的反应具有一定的抑制作用，其有效浓度与其他已知谷氨酸抑制剂相当。

（三）镇咳、平喘作用

利用豚鼠咳嗽模型研究发现了对叶百部根的水提物、总生物碱及 5 种斯替宁碱型（stenine group Ⅰ）生物碱单体的镇咳活性，发现总生物碱的镇咳作用远强于水提取物；生物碱单体中，对叶百部新碱活性最强，其强度与同等浓度的磷酸可待因相当。研究比较了不同产地 3 种百部的止咳作用，其作用强度为对叶百部（以百部新碱为主成分）＞

直立百部。采用小鼠氨水引咳法，以可待因作为阳性对照药，研究了3种百部的水煎液、总生物碱和非生物碱提取物，以及3个产地和2种百部炮制品的止咳作用，结果表明其止咳作用为对叶百部＞直立百部＞蔓生百部。李运文应用百部麦冬汤治疗小儿过敏性咳嗽取得了满意的疗效。张正阳等配百部十味止咳散，治疗久咳难愈效果佳。陈晓霞等采用小鼠氨水引咳法，对对叶百部生品及蜜炙品的不同部位，包括水煎液、总生物碱提取物及非生物碱提取液（各设3个剂量，按生药量计均为20g/kg、10g/kg、5g/kg）的止咳作用进行比较，结果显示与空白组对比，对叶百部生品不同部位均具有显著的止咳作用。彭丽等在临床治疗采用自拟百部止咳方，化痰清泻肺热、止咳，以此治疗顽固性咳嗽有效。王孝勋在传统氨水引咳方法的基础上，采用序贯试验方法研究不同来源药材样品总生物碱的止咳作用，结果显示样品的止咳作用差异明显，其中广西恭城、广西凤山、广西靖西组均有显著止咳作用。治疗慢性支气管炎采用自拟百部黄芩汤，效果良好。

（四）抗肿瘤作用

通过研究对叶百部粗提物对甲状腺髓样癌8种细胞的作用，发现对叶百部粗提物具有增强细胞凋亡诱导作用。

（五）抗菌作用

对叶百部煎液或浸液对多种致病菌及皮肤真菌有抑制作用，如对肺炎双球菌、乙型溶血性链球菌、脑膜炎球菌、金黄色葡萄球菌、白色葡萄球菌、结核杆菌、志贺菌、伤寒沙门菌、副伤寒沙门菌、大肠杆菌、变形杆菌、白喉杆菌、肺炎杆菌、鼠疫杆菌、炭疽杆菌、铜绿假单胞菌等均有不同程度的抗菌作用。

【毒理作用及不良反应】

对叶百部有小毒。服用过量对叶百部可降低呼吸中枢的兴奋性，致使呼吸中枢麻痹。对叶百部蜜炙后毒性有所下降，而止咳作用增强。

参 考 文 献

安学冬，张莉莉，顾成娟，等，2020. 百部的临床应用及其用量探究[J]. 吉林中医药，40（10）：1364-1367.

樊兰兰，陆丽妃，王孝勋，等，2017. 百部药理作用与临床应用研究进展[J]. 中国民族民间医药，26（8）：55-59.

国家药典委员会，2020. 中华人民共和国药典（2020年版）[M]. 北京：中国医药科技出版社.

张玄薇，王孝勋，梁臣艳，等，2015. 对叶百部化学成分及药理作用研究进展[J]. 亚太传统医药，11（3）：42-44.

石 韦

（别名：石樜、石皮、石苇、金星草、石兰、生扯拢）

石韦[*Pyrrosia lingua*（Thunb.）Farwell]首载于《神农本草经》，石韦属（*Pyrrosia* Mirbel）隶属于水龙骨科（Polypodiaceae）、石韦亚科（Pyrrosioideae），全世界约有 70 种，是水龙骨科中较大的属。石韦性味苦、微寒，归膀胱经。东亚和东南亚是其主要分布区，一般附生在树上或岩石上。中药石韦属的来源植物有柄石韦（*P. petiolosa*）、庐山石韦（*P. sheareri*）、石韦（*P. lin-gua*）、毡毛石韦（*P. drakeana*）、光石韦（*P. clavata*）、北京石韦（*P. davidii*）和西南石韦（*P. gralla*）等。海南主要分布有贴生石韦、琼崖石韦和独有的濒危植物南洋石韦。

【黎族民间及现代应用】

《中国药典》中明确提出：石韦，主治肾炎水肿、膀胱炎、尿路结石、肺性气管炎，哮喘、肺脓肿、咯血、吐血和尿血等。《全国中草药汇编》中，把石韦归为清热一类，有消炎利尿、清肺退热、止咳化痰的作用。用于急慢性肾炎、肾盂肾炎、膀胱炎、尿道炎、尿路结石、肺热咳嗽、支气管哮喘。

【常用复方及药对】

复方石韦片方中石韦有利尿通淋，凉血止血之功，为方中君药；萹蓄性味苦、微寒，归经入膀胱，功专清膀胱湿热，利水通淋；苦参性味苦寒，归经入膀胱，尤善清热利尿。方中以萹蓄、苦参二药为辅，上述三药降泄，下行功专，于通利湿热之中，又有凉血之功，合用相得益彰。黄芪性味甘温，归经入脾肺，有补气运湿、益气升提之效，为佐使。黄芪与石韦、萹蓄、苦参合伍，一则益气升提与降泄通行并用；二则补气行水与清利湿热并用，则补不塞滞，利不伤正，相辅相成。诸药共施益气行水、清利湿热、通淋消肿的功效。

临床上石韦多用于治疗尿路感染。程涛采用自拟石韦汤（石韦 30g、金钱草 20g、蒲公英 15g、车前草 20g、黄柏 12g、王不留行 18g、土茯苓 20g、赤芍药 18g、青皮 12g、鸡内金 12g、甘草 6g）治疗急性尿路感染 101 例，治愈 60 例，占 59.4%；好转 39 例，占 38.6%；无效 2 例，占 2.0%，总有效率 98.0%。

有研究采用复方石韦制剂治疗湿疹 103 例。治疗组 61 例使用复方石韦制剂（组方：石韦、虎杖、大黄、地榆、生地等），对照组 42 例使用醋酸曲安西龙尿素软膏，疗程均为 4 周。通过评分法评定控制皮疹、缓解瘙痒、改善局部症状的效果。结果显示：治疗组临床治愈率 57.4%，总有效率 98.4%，与对照组比较有显著性差异。

【活性成分研究】

采用硅胶吸附柱色谱法和制备薄层的方法，从有柄石韦的乙醇提取物的石油醚萃取层分离得到 6 个化合物；经 HPD100 大孔树脂脱糖后用硅胶吸附柱色谱方法从有柄石韦的水提物中得到 4 个化合物。利用理化鉴定和波谱学手段（UV、IR、MS、NMR）将这 10 个化合物分别鉴定为 α-生育酚、里白烯、24-亚甲基环阿尔廷醇乙酸酯、环桉树醇、β-谷甾醇、胡萝卜苷、香草酸、原儿茶醛、3,4-二羟基苯丙酸、咖啡酸。石建功等运用一系列色谱法及光谱技术从有柄石韦中分离鉴定了 14 个成分，分别为圣草酚、山奈酚、柚皮素、(±)圣草酚 7-O-β-D 吡喃葡萄糖醛酸苷甲酯、(±)圣草酚 7-O-β-D 吡喃葡萄糖醛酸苷乙酯(±)圣草酚 7-O-β-D 吡喃葡萄糖醛酸苷、绿原酸、绿原酸甲酯、棉花酚-7-O-[（6-O-α-L-呋喃阿拉伯糖基）-β-D-葡萄糖]苷、棉花素 7-O-β-D-葡萄糖苷、紫云英苷、8-羟基山奈酚 7-O-β-D-吡喃葡萄糖苷、山奈酚 3,7-双-O-β-D-吡喃葡萄糖苷、棉花酚 3,8-双-O-β-D-葡萄糖苷和大量的蔗糖。其中棉花酚-7-O-[（6-O-α-L-呋喃阿拉伯糖基）-β-D-葡萄糖]苷和棉花酚 3,8-双-O-β-D-葡萄糖苷为新化合物。除山奈酚、紫云英苷、绿原酸和蔗糖外，其余成分均为首次从该属植物中分离鉴定，且(±)圣草酚 7-O-β-D 吡喃葡萄糖醛酸苷、绿原酸在有柄石韦中含量较高。实验人员还对不同来源石韦进行了指纹图谱分析发现，(±)圣草酚 7-O-β-D 吡喃葡萄糖醛酸苷被分离为两个非基线分离的等高色谱峰，证实有柄石韦样品中此成分是以外消旋形式存在的。Wang 等研究报道在有柄石韦的乙醇提取部分分离出一种新的山奈酚苷：山奈酚-3-O-β-D-吡喃葡萄糖苷-7-O-α-L-呋喃阿拉伯糖苷。有研究从庐山石韦乙醇回流提取液中分离出 10 个单体，经鉴定确定了 7 个，分别为里白烯、β-谷甾醇、香草酸、原儿茶酸、芒果苷、延胡索酸、蔗糖。从北京石韦中获得 β-谷甾醇、胡萝卜苷、熊果酸 3 个成分。从西南石韦的甲醇回流提取液中分离鉴定出了豆甾醇、熊果酸、芒果苷和蔗糖 4 个化合物。经过有机溶剂渗滤、甲醇回流、聚酰胺湿法上柱、甲醇重结晶，从光石韦中分离鉴定出芒果苷和异芒果苷两个成分。光石韦地上部分的乙醇提取物经石油醚、乙酸乙酯、正丁醇依次提取，各提取液分别进行硅胶柱层析得到 β-谷甾醇、豆甾醇、胡萝卜苷、齐墩果酸、芒果苷、蔗糖 6 个化合物，其中，齐墩果酸为首次从石韦属植物中获得。有柄石韦、北京石韦、庐山石韦石油醚-氯仿提取液中可以分离出 8 个化合物，其中 2 个化合物为里白烯、β-谷甾醇；从甲醇提取液中分离出 6 个化合物，鉴定出其中 4 个为芒果苷、异芒果苷、蔗糖、咖啡酸。

有研究应用火焰原子吸收光谱法测定出汉中产石韦中铁（12.91μg/g）、铜（32.12μg/g）、锌（72.84μg/g）、锰（22.45μg/g）4 种微量元素含量丰富，进一步揭示了其药用价值。

有报道称通过采用顶空固相微萃取和 GC-MS 技术进行挥发油分析，分别鉴定出有柄石韦叶含有 6,10,14-三甲基-2-十五烷酮、壬醛、2,6-二叔丁基对甲苯酚、邻苯二甲酸二丁酯等 39 种成分，绒毛石韦叶含有石竹烯、6,10,14-三甲基-2-十五烷酮、壬醛等 29 种成分。同样采用上述方法对石韦叶及根中的挥发性成分进行分析，在叶中鉴定出 40 个化合物，占叶挥发性成分总量的 90.03%，其中正壬醛（11.82%）、1-辛烯-3-醇（4.88%）、乙醇（4.30%）、十五烷（4.01%）、5-戊基-1,3-苯二醇（3.56%）、4-十八烷基-吗啉（3.32%）、(E)-4-(2,6,6-三甲基-1-环己-1-烯基)-3-丁烯-2-酮（3.29%）、N,N-二甲基-1-十六烷胺（3.27%）、十六烷（3.15%）是石韦叶中主要的挥发性成分；在根中鉴定出 33 个化合物，占根的挥发性成分总量的 92.15%，其中邻苯二甲酸二乙酯（7.61%）、正壬醛（5.99%）、甲氧基-苯基-肟（5.53%）、十六烷酸（5.32%）、(Z, Z)-9, 12-十八碳二烯酸（3.07%）是石韦根中主要的挥发性成分。同时鉴定出绒毛石韦根挥发性成分中的 36 个化合物，占挥发性成分总量的 95.01%，其中己醛（44.63%）、1-己醇（8.63%）和二环庚烷-3-亚甲基-2, 2-二甲基-5-醇-乙酸酯（7.05%）是绒毛石韦根中主要的挥发性成分。

【药理活性及作用机制】

（一）对免疫系统的作用

1. 抑制免疫系统功能　石韦可抑制正常小鼠的免疫功能，调节免疫亢奋小鼠免疫功能恢复至正常水平，减轻机体对同种异基因皮片移植的排斥反应。方法是分别给小鼠灌胃高、中、低 3 个剂量石韦水煎液，研究其对正常小鼠和由左旋咪唑引起的免疫亢奋模型小鼠脾脏重量指数、巨噬细胞的吞噬活性、淋巴细胞转化、免疫球蛋白 M 分泌量的影响；观察石韦对小鼠同种异基因皮片移植的影响。结果表明石韦可抑制正常小鼠巨噬细胞吞噬活性，降低 T 淋巴细胞转化率和免疫球蛋白 M 的分泌量。3 个剂量的石韦均可使免疫亢奋小鼠脾脏重量指数、巨噬细胞吞噬活性、T 淋巴细胞转化率恢复至正常水平，中剂量组可以显著降低免疫球蛋白 M 的分泌量至正常水平。小鼠移植皮片的存活时间：石韦高、中、低剂量组均显著长于对照组。由此推测石韦显著降低小鼠免疫功能是其治疗肾炎和由过敏反应引起的上呼吸道炎症的主要机制。

2. 提高免疫力　石韦大枣合剂能够保护骨髓粒系祖细胞功能，防治环磷酰胺对骨髓粒系祖细胞的抑制作用；增强单核巨噬细胞系统的吞噬功能，提高非特异性免疫能力。复方石韦片（石韦、萹蓄、黄芪、苦参等组成的中药复方制剂）可增强小鼠腹腔巨噬细胞活力，增加脾脏指数，提高自然杀伤细胞的杀伤能力及促进脾的 T、B 淋巴细胞转换。结果表明本品可提高小鼠的免疫功能。

综上所述，石韦既能在非特异性免疫、体液免疫、细胞免疫、器官移植免疫排斥反应等多个环节抑制免疫应，又能明显对抗环磷酰胺所致的白细胞减少，并增强单核巨噬细胞系统功能，提高机体免疫能力。因此推测石韦对免疫系统有双向调节作用。

（二）对血液系统的影响

有研究石韦大枣合剂防治化疗和放疗所致骨髓粒系造血抑制作用，观察其对实验小鼠白细胞的影响，结果显示，环磷酰胺加石韦大枣合剂大、中剂量组白细胞数下降程度明显低于单纯环磷酰胺组；石韦大枣合剂组校正吞噬指数（α 值）明显高于环磷酰胺组、正常动物组。石韦大枣合剂能显著对抗环磷酰胺所致的粒细胞-单核细胞集落生成单位（CFU-GM）减少，并促进 CFU-GM 恢复。各组吞噬指数（K 值）比较差异虽无统计学意义，但石韦大枣合剂组 α 值高于环磷酰胺组和正常动物对照组，而正常动物对照组与环磷酰胺组之间差异无统计学意义。

（三）对心血管系统的作用

1. 在治疗高血压方面的应用　近年来，石韦在治疗高血压方面的作用受到越来越多的关注。崔希凤等以石韦开水冲泡代茶饮的方法治疗 15 例高血压患者连续 5 年，结果显示 15 例患者均显效。有研究以石韦、罗布麻叶各 10g 开水冲泡代茶饮治疗高血压患者 60 例连续 1 年。血压 160/100mmHg 以上者配合尼莫地平片 10mg 口服，每日 1 次。结果显示显效 47 例（78.3%），有效 10 例（16.7%），无效 3 例（5.0%），总有效率 95.0%。

黄酮类化合物是石韦的重要有效成分之一，研究表明，黄酮类化合物能有效扩张动脉血管，降低 1 级高血压患者的血压，醋柳黄酮已被制成片剂用于临床。黄酮类降低血压的机制可能包括以下几个方面：对血管紧张素转化酶（ACE）活性及血管紧张素 Ⅱ（Ang Ⅱ）生成的抑制作用，对血管内皮素的抑制作用，促进一氧化氮的生成，钾通道的开放作用，钙通道阻滞作用，对血管平滑肌细胞异常凋亡的双向调节作用，抑制血管平滑肌细胞增殖作用，对肾脏上皮细胞通道的调节作用，选择性阻断肾上腺素 β_1 受体等。

2. 抗缓慢性心律失常的作用　笔者选取雄性 SD 大鼠 32 只，将其随机分为石韦、川芎、酸枣仁合剂组，石韦组，生理盐水对照组，阿托品组。除阿托品组外，各组均进行相应预防性给药 4 天，末次给药后 1 小时，4 组大鼠静脉注射维拉帕米造模，并记录造模后的心电图。结果显示石韦能缩短大鼠缓慢性心律失常持续时间并降低心率减慢的程度。但石韦抗缓慢性心律失常的作用机制仍有待进一步研究。

3. 治疗糖尿病的作用　石韦多糖是从有柄石韦中提取分离得到的多糖。用石韦多糖治疗四氧嘧啶造模的糖尿病小鼠，结果显示，石韦多糖能明显降低糖尿病小鼠的血糖，中剂量组与模型对照组比较，差异有显著意义，高剂量组与模型对照组比较，差异有极显著意义；增强糖尿病小鼠的负荷糖耐量，给予葡萄糖 30 分钟后，各剂量组糖尿病小鼠的血糖值均低于模型对照组，中剂量和高剂量组与模型对照组比较，差异显著，给予葡萄糖 120 分钟后，高剂量组与模型对照组比较，差异显著；明显降低糖尿病小鼠血液及胰腺组织过氧化脂质含量；石韦多糖对正常空腹小鼠无降低血糖的作用。以上结果表明石韦多糖的降血糖作用不是通过刺激胰岛素分泌实现的，而是与其抗氧化损伤胰岛细胞有密切关系，具体作用机制尚有待进一步研究。

黄酮类化合物芒果苷在庐山石韦中含量较高，腹腔注射芒果苷，可明显降低糖尿病大鼠由氧化性损伤引起的糖化血红蛋白和血清肌酸激酶的水平。

（四）对泌尿系统的作用

石韦有肾保护作用。采用 1.25% 乙二醇和 1% 氯化铵制备大鼠肾结石模型，造模同时用石韦制剂给大鼠灌胃，模型组给予生理盐水灌胃，枸橼酸钾组用枸橼酸钾灌胃。4 周后观察各组大鼠肾脏损伤情况。结果显示，应用石韦制剂后大鼠尿中草酸钙结晶排泄量明显高于模型组，而枸橼酸钾组却并不明显。石韦组大鼠肾脏损伤情况（肾充血、炎症细胞浸润、肾小管扩张）明显轻于模型组，与枸橼酸钾组相当。这表明石韦预防肾结石、保护肾脏的作用可能主要是通过增加尿中草酸钙结晶的排泄，减少其在肾内堆积而实现的，但其详细机制尚待进一步研究。

（五）抗病原微生物、抗炎作用

现代药理研究结果表明，以 2.5%～10%浓度的石韦进行体外实验，结果显示其对志贺菌，尤其对福氏志贺菌及伤寒沙门菌都有较好的抗菌活性。此外，对金黄色葡萄球菌、变形杆菌、大肠杆菌等也有抑制作用。

石韦醇提物 4 个极性部位的中强极性部位均含有抑菌活性物质，对 5 种细菌有一定的抑制作用，主要的抑菌活性成分存在于正丁醇极性部位和水部位，这可能与生物碱及其盐类、有机酸、萜类、黄酮及其苷类、甾体等抑菌活性物质有关。不同极性部位中化学成分有明显差异，不同细菌生长所需要的要素和代谢方式不同，所以其活性也有所差异。整体而言，正丁醇相和水相对普通变形杆菌、枯草芽孢杆菌、藤黄八叠球菌的抑制效果较好。石韦活性物质绿原酸在高浓度时对大肠杆菌有明显的抑制作用。

参 考 文 献

陈露，刘布鸣，马军花，等，2011. 中药石韦的研究概况[J]. 广西医学, 33（11）: 1486-1489.

国家药典委员会，2020. 中华人民共和国药典（2020 年版）[M]. 北京：中国医药科技出版社.

李云章，1997. 山庄牌复方石韦片[J]. 中草药，（3）: 190.

马越，畅洪昇，2011. 石韦的临床应用和药理研究[J]. 江西中医学院学报, 23（4）: 87-90.

毛坤，夏新中，张虎，等，2014. 中药石韦的药理作用与临床应用研究进展[J]. 长江大学学报（自科版）, 11（6）: 110-113, 6.

王楠，王金辉，程杰，等，2003. 有柄石韦的化学成分[J]. 沈阳药科大学学报, 20（6）: 425-427, 438.

张彤，2009. 简述中草药石韦的研究进展[J]. 科技资讯，（30）: 173.

郑兴，余磷，廖端芳，等，1999. 光石韦化学成分的研究[J]. 中草药, 30（4）: 253.

牡 荆

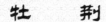

（别名：铺香、午时草、蚊子柴）

牡荆（*Vitex negundo* Linn. var. cannabifolia）是马鞭草科牡荆属灌木或小乔木。果实：苦、温、无毒；叶：苦、寒、无毒；根：甘、苦、平、无毒；茎：甘、平、无毒。小枝方形，密生灰白色绒毛；叶对生，掌状 5 出复叶，小叶片边缘有多数锯齿，上面绿色，下面淡绿色，无毛或稍有毛。圆锥状花序顶生；花萼钟形，顶端有 5 齿裂；花冠淡紫色，顶端有 5 裂片。果实球形，称"黄荆子"，黄褐色至棕褐色，作药材用，也可提取芳香油。花果期 7～11 月。牡荆属是一种重要的药用植物，我国早在汉代就开始药用。牡荆树木本属约 250 种，广泛分布于世界热带地区，海南主产为越南牡荆。

【黎族民间及现代应用】

牡荆的根、茎、叶、果实均可药用，从新鲜牡荆叶中提取的挥发油具有祛痰、止咳、平喘的作用，用于治疗慢性支气管炎。

牡荆子：主治白带下、小肠疝气、湿痰白浊、耳聋。叶：主治九窍出血、小便尿血、腰脚风湿。根：主治各类风疾，用七叶黄荆根皮、五加皮、接骨草等分煎汤，每日饮服适量。茎：主治灼疮发热、风火牙痛、青盲内障。荆沥：主治中风口噤、头风头痛、喉痹疮肿、心虚惊悸、形容枯瘦、赤白痢、疮癣。

【常用复方及药对】

治哮喘：牡荆果 15g，地胆草、一枝黄花各 9g。煎水后服用。

治胃痛：牡荆果实、樟树二层皮各 15g，生姜 2 片。煎水后服用。

【活性成分研究】

现代化学研究表明，牡荆主要含有木脂素类、黄酮类和萜类等成分。

（一）木脂素类

木脂素是由两分子苯丙素衍生物聚合而成的天然化合物，是自然界中广泛存在的一种植物雌激素，为牡荆的特征性成分之一。牡荆中的木脂素主要有苯代萘型木脂素和双环氧型木脂素等。迄今为止，已经从牡荆中分离出 44 种木脂素类化合物。

（二）黄酮类

黄酮类化合物在植物界分布较广，是牡荆的主要活性成分之一。黄酮类化合物还具有与植物雌激素相同的作用；在畜牧业动物生产上，黄酮类化合物如大豆黄酮，能提高动物机体抗病力，改善动物机体免疫功能，显著提高动物生产性能。目前，已经从牡荆中分离出约 31 种黄酮类化合物。

（三）二萜类

二萜类化合物在自然界中分布广泛，具有抗肿瘤、抗微生物、抗炎、免疫抑制等生物活性。牡荆属其他植物含有较丰富的二萜类化合物，但是牡荆中二萜类化合物种类较少，查阅文献发现，牡荆中已发现约 9 种二萜类物质。

（四）三萜类

三萜类化合物是一类具有特殊空间结构的天然活性产物，具有抗炎、抗菌、保肝护肾、抗肿瘤等作用，添加至饲料中可提高动物血清中高密度脂蛋白的含量，进而调节血脂代谢，降低肌肉中胆固醇的含量，提高动物免疫功能。牡荆中的三萜类化合物主要为齐墩果烷型和乌苏烷型，目前大约分离出 22 种三萜类化合物。

（五）环烯醚萜类

环烯醚萜类化合物广泛存在于自然界中，结构繁复，多见于紫葳科、茜草科、玄参科、马鞭草科和木犀科等植物中；具有保护神经、抗肿瘤、保肝等多种生物学功效。目前已在牡荆中分离出 5 个环烯醚萜类化合物。

（六）酚酸类

酚酸类化合物系指在一个苯环上有多个酚羟基取代的芳香羧酸类化合物，广泛分布于自然界中，特别是一些常用中药如金银花、当归、川芎等。目前在牡荆中发现约 9 种酚酸类化合物。

（七）其他成分

牡荆中还发现许多其他类型化合物，如甾体类、倍半萜、色原酮、香豆素等，另外还有丰富的挥发油。

【药理活性及作用机制】

（一）抗炎和镇痛作用

牡荆中的多种活性成分都具有抗炎、镇痛作用，如木脂素和酚酸类化合物等均能在脂多糖诱导的巨噬细胞中表现出对 NO 的抑制作用。也有研究发现黄酮类成分如牡荆素减弱了脂多糖诱导的小鼠模型肺部中性粒细胞聚集和促炎性细胞因子水平升高作用，降低了肺水肿和肺泡蛋白含量。牡荆中同样为黄酮类成分的紫花牡荆素具有多种药理作用，可剂量依赖性地抑制佐剂性关节炎小鼠后足爪的肿胀程度；明显降低促炎性细胞因子水平，显著提高抗炎性细胞因子水平。

（二）抗肿瘤作用

紫花牡荆素是牡荆属植物中广泛存在的一种黄酮类成分，近年来许多研究发现其具有抗肿瘤作用。紫花牡荆素可以抑制淋巴细胞的增殖和一些癌细胞的生长，用于治疗炎症性疾病和某些类型的癌症。它可以通过诱导 *p21* 基因和抑制细胞周期蛋白 A 的表达抑制细胞 G_2/M 期，从而促进细胞凋亡。研究表明，紫花牡荆素对人卵巢癌、肺癌及胃癌、胰腺癌、乳腺癌、胆囊癌、口腔癌等多种细胞株的增殖有明显抑制作用，但对正常细胞的增殖无影响或影响很小。

（三）抗氧化作用

牡荆具有较好的抗氧化活性，在 65℃ 的情况下添加 4g/L 的牡荆叶水提物乙酸乙酯萃取部分可使猪油到达酸败点的时间延长 2 倍。牡荆子的乙醇提取物对油脂也有较强抗氧化活性；且提取物抗氧化活性与所含黄酮类化合物的量相关，由此推断黄酮类化合物可能是提取物抗氧化的重要活性成分。有研究发现牡荆素可以抑制自由基的产生，并抑制活性氧介导的脂质过氧化、蛋白质氧化和膜电位的丧失；而且牡荆素还参与调节抗氧化反应（Nrf-2、HO-1）的基因表达。另外也有研究发现牡荆子中的木脂素类化合物及总酚都具有较好的抗氧化活性。

（四）镇咳平喘作用

牡荆子和牡荆叶挥发油对药物性哮喘也有明显的保护作用，能明显降低组胺或乙酰胆碱对豚鼠离体气管和回肠平滑肌痉挛收缩的反应性；具有明显缓解哮喘的药理作用。黄酮类物质牡荆素可以抑制过敏性哮喘模型小鼠肺部的白细胞浸润、黏液产生和肺水肿，降低支气管肺泡灌洗液中 Th2 细胞因子水平，表明富含牡荆素的植物可以治疗哮喘。

（五）抗微生物与杀虫作用

吴彦等对牡荆叶挥发油及从其中分离出来的 β-石竹烯和桉油精进行了杀虫活性测定，结果表明牡荆叶挥发油对烟草甲成虫具有触杀毒性和熏蒸毒性；β-石竹烯和桉油精有一定的触杀毒性，且桉油精熏蒸活性较强。通过测定牡荆地上部分分离出的单体化合物、挥发油及挥发油主要成分对细菌的抑制作用，发现牡荆粗提物对枯草芽孢杆菌、大肠杆菌、四联球菌、荧光假单胞菌都有一定的抑制作用；进一步研究发现牡荆挥发油、石竹烯和 β-榄香烯均对大肠杆菌、枯草芽孢杆菌、四联球菌表现出较强的抑制作用。

（六）其他作用

以牡荆子提取液给高脂血症小鼠灌胃后，发现其能使高脂血症小鼠的血脂和肝脂水平显著下降，同时也能使正常鼠肝中三酰甘油蓄积程度降低，提示牡荆子具有一定的降血脂和护肝作用，同时还有促进小鼠肝糖原生成的作用。有研究发现牡荆素显著减轻小鼠高脂肪饮食诱导的体重增加和肥胖，同时还可使血清、肝脏脂质含量趋于正常化，并且使由高脂肪饮食诱导的脂肪细胞体积减小。牡荆素对脂质代谢的重要调节器包括 AMPKα、钙结合蛋白-α 和白色脂肪组织中的脂肪酸合成酶都有显著影响。这些结果表明，牡荆素可通过AMPKα 介导的途径预防高脂肪饮食诱导的肥胖或脂肪形成。

【毒理作用及不良反应】

由于牡荆性寒，长期服用或饮用其泡制的药酒，会伤及肠胃。另外，儿童服用过多的牡荆，会出现大量虚汗，儿童尽量少服用。

【临床使用禁忌】

牡荆不宜与石膏同用。

参 考 文 献

顾湘，杨雪，葛红娟，等，2015. 牡荆子的化学成分研究 II [J]. 西北药学杂志，30（2）：114-117.

黄敬耀，徐彭，朱家谷，等，2002. 牡荆子平喘作用的药理实验研究[J]. 江西中医学院学报，14（4）：13-14.

罗国良，汪洋，李华强，等，2017. 牡荆子化学成分研究[J]. 中国现代应用药学，34（6）：794-799.

罗其富，周弟先，朱炳阳，等，2005. 牡荆子提取液对鼠血脂、肝脂和血糖的调节作用[J]. 中成药，27（3）：304-306.

罗娅君，边清泉，张琦，等，2011. 高速逆流色谱分离与鉴定牡荆化学成分[J]. 分析测试学报，30（9）：1044-1049.

吴彦，尤春雪，田兆福，等，2016. 牡荆叶挥发油对烟草甲的杀虫活性[J]. 植物保护，42（5）：97-102, 109.

杨硕，徐元庆，邢媛媛，等，2019. 植物源黄酮类化合物对动物免疫和抗氧化功能影响的研究进展[J]. 动物营养学报，31（7）：2958-2964.

张光杰，杜磊，袁超，等，2017. 三萜类化合物生物活性及应用研究进展[J]. 粮食与油脂，30（10）：1-5.

Lou ZH, Li HM, Gao LH, et al. 2014. Antioxidant lignans from the seeds of *Vitex negundo* var. cannabifolia [J]. J Asian Nat Prod Res, 16（9）：963-969.

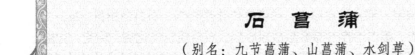

石 菖 蒲

（别名：九节菖蒲、山菖蒲、水剑草）

石菖蒲为天南星科植物石菖蒲（*Acorus tatarinowii* Schott）的干燥根茎。性温，味辛、苦，入心、胃经。石菖蒲药理作用广泛，可用于治疗老年痴呆、抑郁、癫痫、失眠健忘、中风失语、耳鸣耳聋等病症。根茎横卧，外皮黄褐色，叶全缘，排成二列，肉穗花序，花梗绿色，佛焰苞叶状。生长于山谷、山涧及泉流的水石间，在我国分布广泛，主要分布于长江流域以南各省份，现今的主要产区有四川、浙江、江苏、海南等。

【黎族民间及现代应用】

（一）民间应用

石菖蒲属开窍药，清痰湿以开窍醒神，《名医别录》谓石菖蒲能"主耳聋，聪耳目，益心智"。《神农本草经》称石菖蒲可以"开心孔，补五脏，通九窍，明耳目"。因痰湿致病广泛，临床上常配伍化痰药或安神药治疗痰蒙清窍引起的头晕、神昏、嗜睡等症。除开窍醒神外，石菖蒲还兼具化湿和胃、宁神益智之功，湿阻中焦所致胸脘痞闷、腹胀及心肾失养所致的耳鸣、失眠、健忘等均可配伍他药治疗。

（二）现代应用

1. 治疗脑梗死、脑血栓或脑出血后遗症。
2. 治疗突发性耳聋、脑鸣、脑震荡。
3. 治疗焦虑症、抑郁症　焦虑症和抑郁症的病机均属"七情"所致的痰火扰心，痰蒙清窍，脑窍闭塞。焦虑症与抑郁症初起均为情志所伤，肝气郁结，伤在气分，多属实证，临床表现多为抑郁不畅，精神不振，胸闷胁痛，善太息，不思饮食，治疗以疏肝理气解郁为主。

【常用复方及药对】

石菖蒲配伍竹茹、胆南星治疗痰蒙神窍的神志病，石菖蒲开窍醒神，竹茹、胆南星化痰，三者配伍增强化痰祛浊的功效，石菖蒲用量 10～15g；石菖蒲配伍远志治疗小便不利伴随心神不宁，石菖蒲化痰祛浊，配伍远志增强化痰、镇静、安神的功效，石菖蒲用量 10～15g。

马融用石菖蒲配伍全蝎治疗癫痫之热盛动风，石菖蒲化痰利湿，配伍全蝎以达豁痰熄风，石菖蒲用量 10g；用石菖蒲配伍胆南星治疗癫痫共患抽动障碍，石菖蒲豁痰开窍，胆南星清热化痰、熄风定惊，两者共奏豁痰开窍、熄风止痉之功，石菖蒲用量 15g。

石菖蒲配伍远志治疗脑小血管病性非痴呆型血管性认知功能障碍，石菖蒲益智醒神，远志安神通窍，两者配伍共奏益智通窍之功，石菖蒲用量 6g；用石菖蒲配伍郁金治疗失眠症之痰热型，石菖蒲化痰祛湿，郁金清血凉心，两者配伍化痰行气，石菖蒲用量 10g。

石菖蒲配伍荜茇、甘松、薤白治疗气滞瘀阻型冠心病，石菖蒲行气化痰，荜茇、甘松、薤白行气止痛，诸药共奏通利心脉之功，石菖蒲用量 10g；用石菖蒲配伍远志治疗头痛、高血压等，石菖蒲芳香，配伍远志增强化痰安神之功，石菖蒲用量 10g。

石菖蒲配伍枳壳治疗由癌症导致的乏力，石菖蒲理气化痰，枳壳行气消胀，两者配伍宽中理气，石菖蒲用量 20g。

配伍天麻治疗脾虚肝亢型儿童多发性抽动症，石菖蒲开窍醒神、宁心安神，天麻平肝熄风，两者配伍使肝风得息、神志得安，石菖蒲用量 20g，天麻 15g。

配伍泽泻治疗脾虚痰浊的儿童咳嗽变异性哮喘，石菖蒲化痰，泽泻利水渗湿，两者配伍共奏豁痰渗湿化浊之功，两者用量均 10g。

配伍炙麻黄治疗咳喘，石菖蒲化痰行气，炙麻黄宣肺平喘，两者配伍使气降痰化，石菖蒲 6g，炙麻黄 3g。

配伍茯苓治疗湿浊内蕴型的偶发室性期前收缩，石菖蒲燥湿化痰，茯苓利湿化浊，两者配伍增强化湿利浊的功效，石菖蒲 10g，茯苓 15g。

【活性成分研究】

石菖蒲的主要化学成分为挥发油，分布于须根、叶和根茎中，挥发油中主要活性成分是细辛醚类成分，具有代表性且含量最多的为 α-细辛醚和 β-细辛醚，其对神经系统调节和治疗效果最为明显。此外，除了挥发油类，石菖蒲还含有非挥发性成分，主要包括三萜、生物碱类、醛和酸类、酮和醌类、甾醇类。有机酸包括原儿茶酸、咖啡酸、隐绿原酸、肉豆蔻酸、香草酸、烟酸、对羟基苯甲酸、反式桂皮酸、苯甲酸、反式丁烯二酸、辛二酸、阿魏酸。从石菖蒲中分离得到的萜类化合物主要有环阿屯醇、胡萝卜苷、羽扇豆醇、谷甾醇、豆甾醇等倍半萜类。从石菖蒲中分离得到的黄酮类化合物有野漆树苷、紫云英苷、草质素苷、山柰酚-3-O-芸香糖苷、5-羟基-3, 7, 4′-三甲基黄酮。除上述成分外，石菖蒲还含有17 种氨基酸，其中人体必需氨基酸 8 种，条件必需氨基酸 2 种。木脂素成分有香柑内酯、桉脂素、异紫花前胡内酯、异茴香内酯等。其糖类成分主要有葡萄糖、果糖、麦芽糖及甘露糖。

【药理活性及作用机制】

（一）治疗中枢神经系统疾病作用

石菖蒲对中枢神经系统有兴奋和抑制的双向调节作用，即既能镇静安神，又可醒脑开窍。在临床实践中，石菖蒲不仅能够改善阿尔茨海默病等神经退行性疾病，对惊厥和癫痫也具有良好的治疗作用。

（二）治疗阿尔茨海默病作用

阿尔茨海默病（Alzheimer disease，AD）是一种进行性早老性痴呆，患者的认知、学习和记忆能力逐渐退化，主要病理特征表现为神经细胞外由 β 淀粉样蛋白（Aβ）组成的老年斑、细胞内神经元纤维缠结及中枢胆碱能神经元的大量死亡。研究表明，石菖蒲中的多种小分子成分能够改善阿尔茨海默病模型的学习、记忆和行为能力。例如，石菖蒲乙醇提取物及其细辛醚组分可以激活神经形成中的关键激酶 ERK，促进神经前体细胞的增殖和再生，进而改善转基因阿尔茨海默病小鼠和衰老小鼠的行为缺陷。进一步研究发现，β-细辛醚可以降低自噬基因 *Beclin1* 的表达，提高 PKB 和 mTOR 的磷酸化水平，从而减轻 $Aβ_{42}$ 片段诱导大鼠肾上腺嗜铬细胞瘤细胞 PC12 的自噬，降低神经元特异性烯醇化酶水平，提高细胞的存活率。此外，从石菖蒲根茎中分离出的两种木脂素 tatarinan T 和 monolignan 能够显著抑制 $Aβ_{42}$ 片段在转基因秀丽线虫株 CL4176 中的神经毒性，进而改善线虫的瘫痪行为。

（三）治疗帕金森病作用

帕金森病（Parkinson disease，PD）的发病率与衰老密切相关，其病理特征主要为中脑黑质多巴胺能神经元缺失导致多巴胺分泌功能的降低，临床表现包括静止性震颤、运动迟缓等行为障碍，并伴有抑郁等非运动症状。常见的用于构建帕金森动物模型的方法主要有 MPTP 和 6-羟基多巴胺注射法，前者是通过刺激自由基和炎症因子的生成损伤中脑黑质致密部产生多巴胺的神经元，后者可以竞争性抑制多巴胺，阻滞黑质线粒体呼吸链而产生氧化胁迫，从而诱导多巴胺能神经元死亡。研究表明，石菖蒲及其细辛醚成分能够对抗这些毒素诱发的神经病变。例如，石菖蒲水提物能够改善 MPTP 模型小鼠脑神经元的炎症并抑制凋亡，其作用与调控 NF-κB、MAPK 和 Toll 样受体（TLR）信号通路有关。β-细辛醚能够降低 6-羟基多巴胺模型大鼠中 JNK 和 Beclin1 的表达，提高抗凋亡蛋白 Bcl-2 表达，从而改善神经元凋亡和行为缺陷。

（四）抗抑郁作用

抑郁症是常见的神经精神病学并发症，多数患者有反复发作的倾向。传统中医认为石菖蒲具有辛香走窜之性，可开窍醒神，治疗闭证神昏。大量研究也证实，石菖蒲在多种动物抑郁模型中表现出一定的神经兴奋性作用。例如，通过足底电击建立大鼠获得性无助模型，动物在条件性回避反应训练中的逃避失败次数显著增加，而给予石菖蒲水提物处理后，动物逃避失败次数有所降低，这种抗抑郁活性与增强 5-羟色胺神经系统的功能有关。另外，采用慢性温和不可预知应激可导致大鼠体重减轻和兴趣缺乏，β-细辛醚能够通过调节 ERK 信号通路的负调控激酶 MAPK 磷酸酶 1（MKP-1）促进神经元存活，进而缓解抑郁症状。

（五）镇静作用

癫痫和惊厥是由脑细胞异常放电导致运动、感觉或意识等脑功能失常的阵发性疾病。石菖蒲挥发油中的有效成分 α-细辛醚能够提高脑组织的兴奋阈，减弱病灶的兴奋扩散，从而防治癫痫发作。例如，采用全细胞膜片钳记录技术，发现 α-细辛醚可以通过调控 γ-氨基丁酸 A 型受体来抑制小鼠嗅球脑中输出神经元僧帽细胞的自发放电，并能阻滞 Nav1.2 离子通道，使膜电位超极化，从而缓解动物惊厥症状。石菖蒲中的另一种成分桉脂素也能够通过上调小鼠和大鼠脑部 γ-氨基丁酸 A 型受体的表达对抗电击和戊四氮诱导的癫痫。因此，这些研究表明石菖蒲的镇静作用与调节中枢神经系统中介导抑制性突触传递的神经递质 γ-氨基丁酸有密切关系。除了小分子外，石菖蒲中的大分子物质如多糖也被证实能够延长戊四唑致小鼠惊厥模型的死亡时间并降低死亡率。

（六）心脏保护作用

除了神经系统疾病，石菖蒲在临床上也常作为心血管疾病治疗和预防的辅助药物，如心脏缺血再灌注损伤、心律失常、心肌细胞损伤等。石菖蒲提取物能够降低缺血大鼠的灌注压、主动脉血流、冠脉流量和心排血量，并能促使再灌注后血流动力学快速恢复，从而减少缺血再灌注对心脏的损伤。石菖蒲提取物还能显著改善异丙肾上腺素诱导猪的心功能障碍，其作用与抑制心肌损伤标记物如心肌肌钙蛋白 T、TNF-α、过氧化物酶的表达和活性，以及降低脂质过氧化产物的含量有关。此外，石菖蒲可以增强心肌功能，如其与远志组成的复方可以提高家兔心房的每搏量、心房搏动压及灌流液中环磷酸腺苷流出量，该作用与调控 β-AR-cAMP-LTCC 信号途径有关。

（七）增强免疫作用

石菖蒲可以通过调节免疫功能改善机体的疲劳状态，如其正丁醇提取物能够提高力竭运动大鼠体内血红蛋白水平、血细胞比容及红细胞 C3b 受体花环率和免疫复合物花环率值，降低红细胞的平均体积和畸形百分率，从而改善运动引起的贫血状态并提高耐力。除了醒脑提神和消除疲劳，古代医书记载石菖蒲还具有安胎保产之效，而且有研究发现这种功能也与增强免疫有关。例如，采用脂多糖给孕鼠尾静脉注射，动物子宫中 CD_4^+ T 淋巴细胞和 $F4/80^+$ 巨噬细胞数量显著增多，由此产生的 T 淋巴细胞亚群 CD_4^+/CD_8^+ 值失调及巨噬细胞过度活化将导致动物流产。给予石菖蒲水煎剂处理后，小鼠子宫内 CD_4^+ T 淋巴细胞和巨噬细胞数量可明显降低，有利于母胎界面免疫微环境的恢复，使动物正常妊娠的成功率有所增加。

（八）抗肿瘤作用

石菖蒲能够抑制癌细胞的增殖并诱导细胞凋亡，小分子成分是其发挥活性的重要物质基础。例如，从石菖蒲根茎中分离出来的混合去甲木脂素衍生物等多种小分子，对多种肿瘤细胞的增殖均有抑制作用。β-细辛醚能够抑制 SGC-7901、BGC-823、MKN-28 等不同胃癌细胞株的增殖，该作用与激活凋亡蛋白 caspase-3、caspase-9、Bax、Bak 及抑制抗凋亡蛋白 Bcl-2、Bcl-xL、survivin 活性有关，其还能提高 MMP 抑制剂 RECK 蛋白及上皮细胞钙黏素的表达，并降低 MMP-2、MMP-9、MMP-14 和神经钙黏素的表达，从而阻止肿瘤细胞的侵袭、转移和黏附。此外，β-细辛醚可以增强抗肿瘤药长春新碱对人结肠腺癌细胞 Caco-2 的杀伤作用，其作用与降低 P 糖蛋白表达和活性有关，这说明 β-细辛醚可以逆转 P 糖蛋白介导的肿瘤多药耐药性，从而增加抗肿瘤药物的胞内蓄积。值得注意的是，大剂量使用细辛醚容易产生毒性，反而可能增加三致作用的风险，因此在临床治疗中应注意用药习惯。

（九）降脂作用

高脂血症患者的血液凝固性较高，容易发展成为血栓。血液中 CD62P 糖蛋白的水平反映了血小板激活及内皮细胞损伤程度，而血小板活化在诱导和促进血小板黏附聚集过程中起着关键作用。β-细辛醚能够降低 CD62P 的表达，改善血小板的黏附聚集性，从而预防高脂血症大鼠的血栓形成。此外，α-细辛醚可以促进胆汁盐、磷脂和胆汁胆固醇的分泌，并抑制肝 β-羟-β-甲戊二酸单酰辅酶 A（HMG-CoA）还原酶活性，从而降低高胆固醇血症大鼠血浆中低密度脂蛋白胆固醇的水平。

（十）抗炎作用

石菖蒲挥发油中的细辛醚成分具有良好的体内外抗炎作用。α-细辛醚可以改善脂多糖诱导小鼠的水迷宫行为学缺陷，其作用与减少炎症因子 TNF-α 和 IL-1β 表达、抑制海马区小神经胶质细胞活化有关。β-细辛醚能够抑制多种炎症因子的形成，提高 Bcl-2 的表达，并降低自噬相关蛋白 Beclin-1 和 LC3B 的表达，从而缓解 Aβ 对人神经母细胞瘤细胞 SH-SY5Y 的炎性损伤。

（十一）抗菌作用

石菖蒲挥发油对多种致病性细菌和真菌，如临床上常见的表皮葡萄球菌、A 群链球菌和福氏志贺菌等病原菌都有显著的抑制作用。

（十二）治疗哮喘作用

石菖蒲具有止咳、平喘、祛痰的功效，如其挥发油和细辛醚成分能够延长卵清蛋白雾化吸入致豚鼠哮喘模型的哮喘发作潜伏期和跌倒潜伏期，还能拮抗组胺和乙酰胆碱对豚鼠气管平滑肌的松弛作用。目前临床上多将 α-细辛醚制成注射剂，用于治疗支气管哮喘、支气管肺炎及支气管扩张引起的咳嗽等病症。

（十三）其他作用

最近有研究发现石菖蒲的抗疲劳作用也与神经递质的合成有关。例如，大鼠在运动后，其背侧中缝核的 5-羟色胺含量和色氨酸羟化酶 2（与 5-羟色胺合成与分泌有关）表达均提高，同时 5-羟色胺受体 1B 的表达有所下降，而石菖蒲提取物能够抑制这些改变，从而延长动物的力竭时间。此外，从石菖蒲根茎中分离得到的木质素样化合物 tatarinan O 能够下调多个破骨细胞标志基因的表达，进而抑制 NF-κB 受体激活蛋白配体介导的小鼠骨髓巨噬细胞分化成破骨细胞，这说明其具有治疗骨质疏松的潜在作用。石菖蒲还能调节胃肠运动，促进消化，临床上与碱式硝酸铋联用可以缓解胃酸过多引起的胃烧灼感、胃痛等。

【毒理作用及不良反应】

石菖蒲挥发油中含有 α-细辛醚和 β-细辛醚，α-细辛醚有致突变作用，可使大鼠骨髓染色体畸变率显著上升；对大鼠无致畸作用，但给妊娠大鼠灌胃 α-细辛醚 185.2mg/kg 时，母鼠体重增长受抑，不孕率和胚胎吸收率增加，提示其对孕鼠和胚胎有一定的毒性。将含 β-细辛醚为主的挥发油以不同剂量（0.5～5.0mL/kg）混入食料喂饲大鼠，59 周后各剂量组均可见到十二指肠部位发生恶性肿瘤。石菖蒲剂量为 3000mg/kg、6000mg/kg、1200mg/kg 时对小鼠无致畸作用，但石菖蒲各剂量组尤其是 1200mg/kg 和 600mg/kg 组，胎鼠畸变率及孕鼠胚胎吸收率升高。

【临床使用禁忌】

临床使用应注意：其一，石菖蒲的使用剂量。石菖蒲芳香走窜，不宜多用、久用。例如，《本草备要》曰石菖蒲"若多用、独用，亦耗气血而为殃"。2020 年版《中国药典》规定石菖蒲成人内服每日使用剂量为 3～10g。其二，外感风热或温热、实热内炽，阴虚火旺及血虚血热证忌单味服用，阴血不足者禁用。例如，《本草从新》曰石菖蒲"香燥而散，阴血不足者禁之，精滑汗多者尤忌"。另外，胃溃疡患者慎用。服药期间不宜食动物肝脏、鱼、禽、蛋黄及海带、紫菜、黄豆、菠菜、番茄、橘子等。药物合用方面，《本草害利》指出石菖蒲"犯铁器，令人吐逆""恶麻黄，忌饴糖、羊肉、铁器"，故不宜与含铁制剂同用。亦有报道认为石菖蒲不宜与麻黄及西药乙酰胆碱合用。其三，石菖蒲的特殊人群用药禁忌。孕妇、老年人、婴幼儿及从事精细工作者不宜大量、长期服用。

参 考 文 献

国家药典委员会，2020. 中华人民共和国药典（2020 年版）[M]. 北京：中国医药科技出版社：91-92.

黄伯舜，2006. 石菖蒲临床应用一得[J]. 中国中药杂志，31（15）：1280-1282.

李广志，陈峰，沈连钢，等，2013. 石菖蒲根茎的化学成分研究[J]. 中草药，44（7）：808-811.

李海峰，石若娜，韩文静，等，2016. 石菖蒲药理作用及其机制的研究进展[J]. 时珍国医国药，27（11）：2728-2730.

李冀，李想，高彦宇，等，2019. 中药石菖蒲研究进展[J]. 辽宁中医药大学学报，21（10）：13-17.

倪刚，于德泉，2013. 石菖蒲的化学成分研究[J]. 中国中药杂志，38（4）：569-573.

王钦茂，李莉，方华武，等，2001. 中药致癌、致突变和生殖毒性研究概况[J]. 安徽中医学院学报，20（5）：64-67.

王雨，张冰，林志健，等，2016. 开窍类中药饮片安全问题分析与用药警戒思考[J]. 中华中医药杂志，31（9）：3646-3649.

张晓莹，郭宏伟，2019. 石菖蒲药理作用研究进展[J]. 中国中医药科技，26（2）：320-321.